Hydrosols Make & Take

純|露|芳|療

活 用 小 百 科

用溫和安全的純露配方，徹底改善你的皮膚和健康！

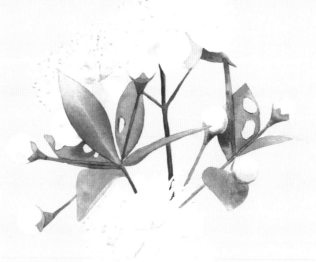

美國NAHA國家整體芳療協會高階芳療師

余珊 著

本書聲明

⊙ 本書的所有配方全部皆無添加抗菌或防腐劑，建議製作後放置冰箱內保存，並盡快用完。如需放置較長時間，可添加0.5～1克左右的苯氧乙醇，作為防菌之用。

⊙ 本書實行之芳香療法不涉及醫療行為。書中許多針對健康和美容提供的建議和配方，是以「預防」和「改善」為主要目標，而非取代「正規治療」。芳香療法乃是一種輔助療法。若你有身體不適，仍應先向醫師諮詢並遵從醫囑。

⊙ 純露、精油、植物油，並不是「醫藥品」。本書也並非醫學用藥參考書，不具芳療專業訓練之讀者，請勿在未了解精油使用安全前，單憑此書自行使用純露、精油、植物油。若有誤用之問題，作者和出版社不負擔法律責任。

⊙ 切勿將未經稀釋的精油原液直接塗抹於皮膚或口服使用。

⊙ 以下這些族群，請務必與您的醫師進行討論，並遵從專業芳療師的建議，再實行本書的任何建議：

　1. 高齡人士、孕婦、哺乳者、嬰幼兒、孩童

　2. 正在服用藥物控制血糖或血壓者

　3. 患有重大疾病者，例如：癲癇、心血管疾病、腎臟病、癌症、糖尿病、肝病。

　4. 半年內有接受手術者

⊙ 本書作者及出版社，對於使用純露、精油、植物油、按摩所產生的健康問題或任何損失，無需承擔任何法律責任。

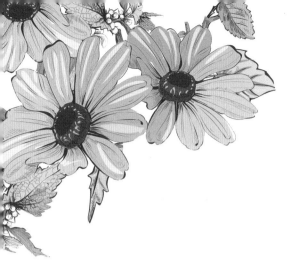

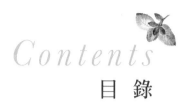

Contents

目 錄

Part 1

使用純露之前，你要知道的15件事

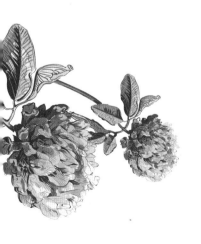

Part **3**

使用基礎植物油之前，
你要知道的 5 件事

Part **4**

基礎植物油個論

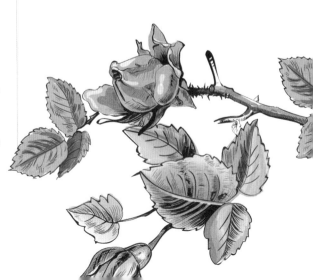

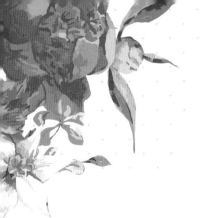

Recommended 推薦序一

　　芳香精露（aromatic hydrosol）也稱為花水或純露，在 30 年前被認為是精油在萃取過程中的副產品，因此精露的效用一直被忽略，頂多是用在臉部當化妝水，或調製在泥岩面膜裡面。但芳香精露的水性質地，不僅香氣和同一個蒸餾爐萃取出的精油很接近，且使用方法比精油更簡單，也更加安全及溫和。自從 2001 年蘇珊‧凱帝（Suzanne Catty）完成了第一本的精露專書《純露芳香療法》（原書名《Hydrosols: The Next Aromatherapy》），為芳香治療專業注入了革命性的新思維，認為精露對身心靈的整體健康有更好的貢獻，特別是表現在情緒上的療癒及皮膚的發炎、過敏性問題。

　　在我的日常芳香急救包裡面，除了必備的 5 瓶精油：辣薄荷、茶樹、尤加利、薰衣草、天竺葵，一定要放入 1 瓶純露以及 1 瓶植物油，隨身攜帶，可以隨時處理突發狀況。由於我是過敏體質，因此洋甘菊花水是我的首選，特別適合用在安撫紅腫、過敏的皮膚或眼睛；瓊崖海棠油是我最信賴的植物療癒油，處理開放性傷口的第一選擇。

　　本書深入淺出論述 45 種純露、36 種植物油，全面融入生活應用，用於噴劑、化妝水、面膜、護髮、調香、烹飪、內服、沐浴……等，如此全方位的居家生活實務分享，讓身心靈由內而外接受純露和植物油的自然療癒，輕鬆感受大自然的淨化與滋養功效，本書幫助你根據體質及不同場合的需要，選擇適合的花水及植物油，一起守護家人的健康。

卓芷聿—AAA 澳洲芳療師協會會長

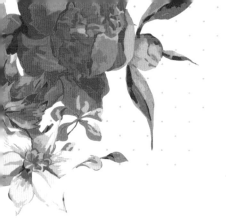

Recommended 推薦序二

　　在芳香療法被推廣周知以來，多以植物精油的使用為主流，無論是談用途或提取純煉方法，甚至在科學上關於分析成分與驗證療效等，經常把隨著精油產出的純露當作副產物，在提供相似氣味之外，似乎再無其他功能了。事實上，純露與植物精油不同的地方，在於蒸餾過程屬於水相的部分，從植物中提取的是親水性成分，雖然也具有相似氣味，卻又略有不同，其中存在的活性有效成分或許相去甚遠，絕對不是買不起玫瑰精油就用玫瑰純露來代替這麼簡單的事。因此，純露的價值應該被正視，並有更好且正確的利用。

　　作者余珊在芳香療法上有多年的使用與教學經驗，本著傳承與推廣的初衷，於本書深入淺出、鉅細靡遺地介紹花草純露的知識。本書是名符其實的純露小百科，彙集眾多花草植物的相關資訊，除了有純露的詳細介紹和整理，植物精油與其用途也值得相互對照比較，拿來做專業教學的教科書或生活自用兩相宜。在此，祈願本書與各位讀者一起傳授芳香療法的正確觀念與使用方式，導正舊時的不當誤解，日後讀者若有任何疑慮或想法，亦可與本書作者共同研究和精進。我也期許未來使用純露能更貼近我們的日常生活。

　　以天然花草來增進健康或創造和諧的環境，現在正是時候。就讓我們懷著對大自然的虔誠心意，與本書作者一起享受純露的美好吧！

　　　　　　　　　　　　張乃方—靜宜大學化粧品科學系副教授

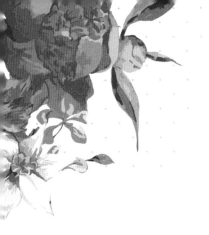

為 什 麼 選 擇 純 露

01 遇見

　　「純露」並非只是精油的副產品而已。溫和安全的純露是最天然、最安全、最簡單的植物保養法，除了可以外用，還能內服，深受芳療愛好者的喜愛。比起精油的使用，更適合芳療的初學者。許多有敏感體質或有敏感肌的人，因為在市面上找不到適合自己的產品，最後都選用「純露」來作為日常肌膚保養與生活上的應用。

　　為什麼會選擇純露？始於我長期以來，罹患嚴重的乾眼症。這在現今長期使用 3C 產品的族群，或者因為年紀增長而眼睛逐漸老化的人身上，都是很容易發生的病症。像是眼睛這種敏感部位，在使用精油上會造成很多人的疑慮和卻步，然而使用純露濕敷眼睛就非常安全。我嘗試過很多不同方法，幾乎已經準備聽從醫生建議在眼球打入玻尿酸了。後來，矢車菊純露幫助我舒緩嚴重的乾眼症，在晚上我睡前使用它濕敷眼睛，在白天我分裝成小瓶攜帶，隨時噴灑於臉部、眼皮，大大改善我的眼睛問題。再加上，比起精油，純露使用上更全面、更簡單、便利。

　　其實多數「純露」，都不具有一般人想像的好聞「香味」。別懷疑！當我第一次拿到百里香純露朝臉上噴灑時，剎那間撲鼻而來的是

一股濃濃的消毒水氣味。但是，神奇的是，我卻在使用幾次後，逐漸愛上了這股味道！而大家所熟悉的薰衣草純露則是每家精油廠商所蒸餾出的味道皆不同，有的薰衣草純露初聞時真像發霉的氣味，但也在用過幾次後發現好像還可以接受。

還有，像矢車菊純露也非好聞的芳香類，它的氣味有濃厚的草

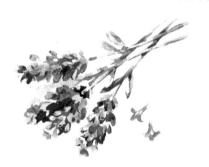

本植物氣味。不過，我很喜愛這個味道，或許我們的嗅覺習慣了合成的人工香氣，而忘了天然植物的原始草本香味。試試純露吧！或許會引領出你未曾體驗的嗅覺感受。

02 走向

我非常鍾愛這些香氛產物，舉凡自然芳香的產品都會引起我的注意，平日也喜歡在森林裡步行，探訪自然植物。因此，我相當重視純露的萃取方式與其成分，曾在某一段時間，幾乎天天如神農氏嘗百草，把自己當作實驗品，心想：就算是用錯了也不會有副作用或後遺症。後來，我也在工作室種植了一些製作純露的原生香草植物，想要更了解原生植物原本的氣味、身形、喜好……等。

純露主要分成六大類，花香類、草香類、木質類、果香類、香料類、樹脂類。

我特別喜愛某幾種純露，例如：花香類純露，很適合用來護膚；

草香類純露，例如：百里香純露或茶樹純露，其抗菌能力非常適合用來預防日常細菌感染。薄荷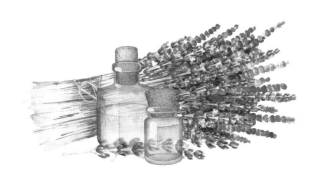純露調成的天然漱口水能讓口氣清新，檸檬馬鞭草純露超適合用來調製古龍水，內服時喝起來口感也極佳。

　　木質類純露，很適合作為氣場或空間薰香。尤其，木質類的絲柏純露，成為我使用率最高的前三名，經常在我輕微喉嚨疼痛或咳嗽時，防止我的感冒繼續惡化。另外，由於在生理期的前一週，我容易因經前症候群感到情緒低落與焦慮。於是，我在充分了解自己身體的情況下，前一週便會開始添加薰衣草純露、天竺葵純露到水中飲用，搭配塗敷經前症狀舒緩香氛油（見第 308 頁）；在生理期那幾天，還會飲用永久花純露幫助子宮排除經血。

　　這些的自身經驗，成為我持續研究純露的動力，也使得我越來越健康，不再讓週期性的情緒低落綁架了快樂的生活。

　　現在，我放滿了各式各樣的純露在書桌上，深深地感受到它們豐沛的能量，也十分感激它們在精神上或身體上帶給我莫大幫助。

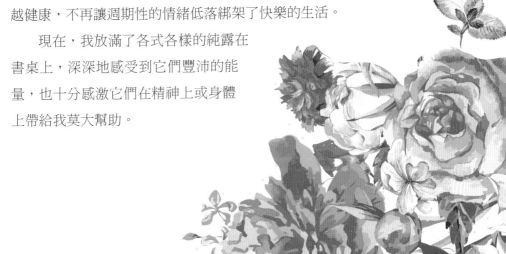

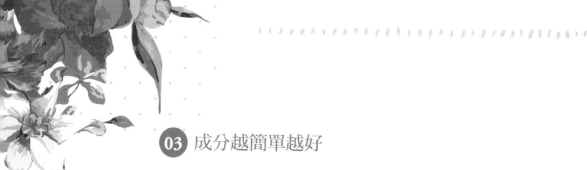

03 成分越簡單越好

嚴格上來說，這本書主要是為新手整理消化大量的純露和植物油知識。我以淺顯易懂的方式，讓沒有接觸過芳療的讀者，也能輕鬆地了解「純露如何使用」和「純露的全方位應用法」，讀者便能知道怎麼搭配基礎植物油、精油使用。書中也提供許多簡單卻有效的成人配方，都是我長期親身使用、微調後的超實用配方。

近 20 年來，兒童及成人患有過敏性體質的人數越來越多。由於市售的化學清潔劑、化妝品、保養品，以及過度精緻的飲食，導致過敏人口與日俱增。

常常看著各式產品標示的成分多達數十種，文宣標榜的效果好像都很厲害，但是，對皮膚真正好的有幾種呢？皮膚真的能夠一次吸收這麼多成分嗎？其實，保養品中含有過多的添加物反而會造成皮膚負擔，或引發皮膚過敏，因此護膚產品的成分越簡單越好。

本書希望讀者能夠使用簡單的成分來達到舒緩身心的效果，讓你學習使用純露特有的活性成分，用最天然的方式，全方位運用在照顧自己與家人的健康上。

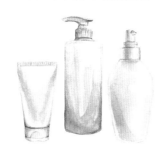

04 一萬兩千哩的學習

為了這本書，我希望能夠親眼看見純露正統的製作方式，於是第三度前往比利時以及法國東南邊的普羅旺斯，了解更詳細的純露製作方式。旅行的過程中，我因氣候不適嚴重感冒，恰巧那幾天在南法區容易取得絲柏純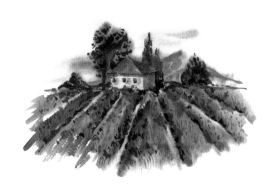露，於是我持續喝了幾天，才得以舒緩喉嚨的疼痛；後來擦了薰衣草精油在鼻子上，沒想到立即解除鼻塞。在旅行中的這些體驗，讓我驗證植物的強大療癒力，也讓我學習到珍惜存在於我們身邊的大自然植物。

芳香療法的學問博大精深，我總覺得自己學得不夠，懂得太少。光是自然界植物複雜的化學成分結構，即使是現今的科學都無法完全解釋其深奧的作用與功效，一朵玫瑰花擁有的化學成分就多達上百種，而純露中更有著精油裡所沒有的水溶性物質，值得我們透過親身的嘗試不斷地發掘更多可能。

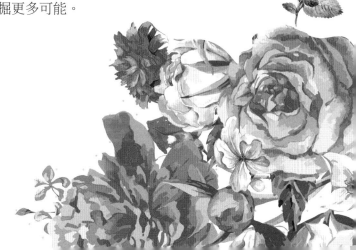

05 期許

自 20 世紀以來，在許多芳療前輩的努力之下，亞洲市場逐漸能夠接受和使用芳療精油，「芳香療法（Aromatherapy）」也成為大眾能夠理解與接受的輔助療法。連帶地，純露像精油一樣越來越受歡迎，這是相當令人高興的事情。然而，比起「精油」使用的普及性，「純露」尚未受到一般大眾的重視，原因不外乎純露不容易保存（保存期限頂多只有 2 年左右）；再者，市面上也缺乏足夠的純露書籍和知識，一般人最多只將單一純露拿來當作生活飲品或保濕噴霧，而缺乏完整的資訊教導讀者如何在生活中全方位地應用純露。

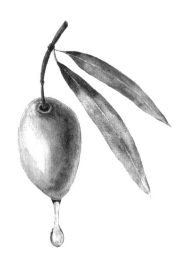

我希望「純露」這種芳香產品的副產物，如果無法當芳香療法的主角，也能成為最佳配角，擔負起芳香療法家族的責任。

這本書希望能讓讀者使用到天然且成分清楚的肌膚保養及生活應用配方，用簡單天然的

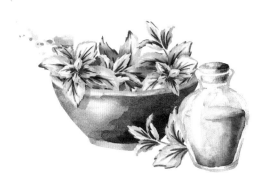

純露與植物油呵護肌膚。

　　自 2016 年 8 月開始構思本書，迄今終於完成。非常感謝大樹林出版社的彭總編、編輯懿慧、業務經理畇馨，若沒有他們的耐心協助，這本書無法順利完成。至今我仍持續鑽研純露與植物油的保養配方及芳療教學，也將我的想法分享於臉書專頁「寶貝香氛 bébé」，歡迎讀者前來互相交流。

美國 NAHA 國家整體芳療協會高階芳療師

寶貝香氛 bébé 創辦人

余珊

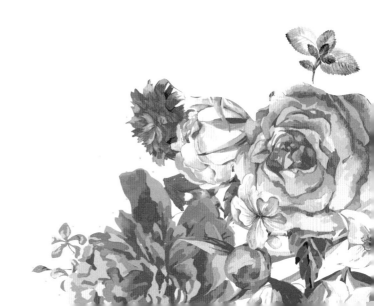

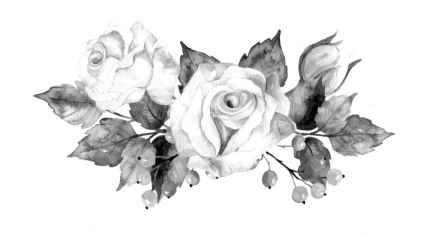

Part

使用純露之前，
你要知道的 15 件事

01 純露是什麼？

　　純露（Hydrosol），是指精油在蒸餾萃取過程中留下來的水，是精油的副產品，是在提煉精油的過程中分離出來 100％飽和的水性溶液，無任何其它添加物。它的成分天然純淨，有些純露氣味類似藥草味，甚至有些會有辛辣、刺鼻的氣味，例如百里香、鼠尾草、野馬鬱蘭、茶樹、杜松漿果、胡蘿蔔籽等等，都不屬於好聞的純露。

　　純露又稱為花水（floral water）或植物水（plant water），是香草植物蒸餾所得的冷凝水溶液。歐洲有很多製作這些產品的工廠，購買時需仔細查詢成分是否為 100％的純露，有沒有其它添加物，例如：防腐劑、抗菌劑、香精等等，若有則不適合飲用。

　　蒸餾萃取香草植物的過程中會油水分離，因密度不同，精油會漂浮在上面，而沉澱在下面的水分就是純露。純露中除了含有極少量精油成分之外，還含有全部植物體內的水溶性物質。擁有 100％植物水溶性物質的純露，其所含礦物養分（如：單寧酸和類黃酮）是精油所缺乏的。純露最大的優勢是，其低濃度的特性容易被皮膚吸收，完全無香精及酒精成分，溫和不刺激，可以天天使用，亦可替代純水調製各種面膜等。

02 純露的定義

· 植物在蒸餾過程中所產生的副產品。

· 其製造必須按照有機認證的生產方式，使用未經殺蟲劑或化學藥劑

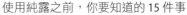

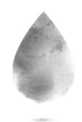

污染的植物，並且以符合環保的方式所採收。

· 每次只能使用單一品種的植物。

· 完成的產品不會再經過任何加工手續。

· 純露與精油一樣具有協同作用。

03 純露的保存方式

· 室溫需低於 14°C，並放置陰涼處。

· 以 100～200ml 的小包裝最佳。

· 盡量縮短運送時間，並採用冷藏方式。

· 以不透明容器裝瓶，避免受光線影響香氣。

04 常見的十種純露用法

內服

一日三次，一次 5-10ml 稀釋於 1 公升飲用水裡，一天以 30ml 為限。可加入各種飲料中，冷熱飲皆可，牛奶或茶類都不會影響效能。避免使用塑膠及保麗龍材質的杯子，其它皆可，在一天內飲用完畢最佳。長期飲用可以改善口氣、內分泌失調引起的經期不穩、皮膚暗淡及便祕等問題。在國外口服療程更受大眾歡迎，其獨特的口感如精油般帶給人們愉悅的感受。當然也有一些藥草味較重的純露並不討喜，但卻有著極佳的效果，非常適合長期調理慢性的發炎、身體各種感染問題及提升生活品質。

外用濕敷

臉部—可每日使用 1-2 次，濕敷 10-15 分鐘後再進行平日保養程序。

身體局部—每日數次，濕敷 10-15 分鐘於患處。

身體大面積—使用濕敷或噴灑的方式，每日數次。

面膜

把面膜紙用純露浸濕，敷在臉上約在 10-15 分鐘內取下效果最好也最明顯；不要等紙膜完全乾了才取下來，這樣皮膚的水分及營養反而會流失。

基礎保養

每次洗臉後，可把純露當化妝水噴在臉上，用手輕輕拍打臉部幫助吸收。在沒有稀釋的狀況下可先噴灑於頸部做敏感測試，5 分鐘後沒有紅腫癢反應後可直接噴灑於臉部使用。若有敏感反應則可用飲用水稀釋再行使用。稀釋時，純露和飲用水以 1：1 混合，倒入噴瓶噴灑或使用化妝棉濕敷。

自製保養品

純露可搭配基礎植物油和精油，製成乳霜或乳液等。

護髮

將純露噴於頭髮上有使頭髮順滑柔潤，防止紫外線傷害與防止頭髮沾染油煙等功效。

泡澡

平日泡澡時可添加一些放鬆效果較強的純露，例如：薰衣草、洋甘菊、椴樹花。以一般家用浴缸的尺寸，加入約 30ml 的純露泡澡，水溫在 38-42℃ 為最佳，泡澡時間不超過 15 分鐘。在一天的忙碌後，讓身心在泡澡的過程中，舒緩疲累與促進新陳代謝。

局部入浴

適用於患有痔瘡或平常容易手腳冰冷的人，痔瘡患者每天可在一般臉盆中加入絲柏與杜松漿果純露共 30ml，採坐浴方式，促進血液循環及收斂突出的靜脈。手腳冰冷的人也可採泡腳的方式，加入幾滴薑或黑胡椒精油幫助血液循環，在冬天就會明顯感覺到成效。

室內噴灑

純露可作為天然空氣清新劑。在室內噴幾下，可以殺菌、保持芳香。若為敏感性肌膚，首次使用請用純淨水將濃度稀釋到 30％。

調香

歐美許多的香水品牌會添加純露為調香的原料，例如：檸檬馬鞭草純露。

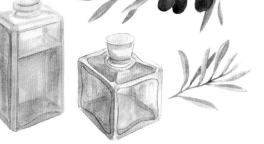

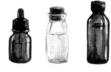

05 純露於身體和居家應用

身體系統與居家	適用症狀與效果
呼吸系統、代謝、口腔、消化系統	腹脹、口臭、牙齦不健康、嘔吐、腹瀉、便秘、肝硬化、厭食症、食慾過多、食慾不振、消化不良。
循環、淋巴系統	靜脈曲張、脂肪堆積、痔瘡、循環不良或高、低血壓。
生殖、泌尿道系統	包含腎臟、或體內發炎
皮膚	瘀傷、切割傷、痤瘡、濕疹、牛皮癬
神經、免疫系統	疲勞症候群、失眠、心悸胸悶、皰疹
肌肉、骨骼系統	痛風、扭傷、關節炎、肌肉痠痛
添加於飲料或烹飪中，或在家庭環境中作為清潔劑或驅蟲劑。	增添食物風味、防蚊、淨化空氣、抗菌

06 純露與精油的差異和使用禁忌

　　純露是精油的副產物，蒸餾而成的精油多數都會留下純露。但精油為植物的高濃縮精華，必須經過植物油或其它基礎油作為稀釋後才能安全使用，否則濃度過高會有灼傷或刺激肌膚之慮。在精油的使用上，還有許多注意事項和禁忌，例如：高低血壓、蠶豆症兒童、孕婦、腎臟病患者、婦科疾病患者、嬰幼兒、年長者，不適合使用某些精油或需要降低劑量。另外，也不建議一般人口服精油，因為精油濃度太高容易有灼傷口腔及食道黏膜的疑慮。

　　相較於精油，純露在應用上就相對簡單安全；純露可不經稀釋直

接噴灑或濕敷於皮膚上，也能加入飲用水或飲料中直接內服使用；用於各種疾病的患者身上，也並無嚴格的使用禁忌，是安全且溫和的產品。純露的低濃度並不會降低它的功效；相反地，根據研究顯示，在蒸餾的過程中，純露會充分保存精油所遺留下的親水性化學分子，因此純露裡有非常多植物精油缺少的有效成分。在純露水溶液中，每公升也含有 0.05-0.2 毫升已經溶解的低劑量精油成分。

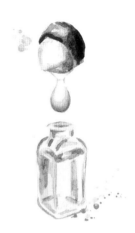

　　簡單來說，水溶性的純露在使用、吸收、消化上都更加安全、快速、簡單，如果能將純露與精油一起使用，由內而外的淨化、由外而內的保養，兩者相輔相成將帶來絕佳的效果。

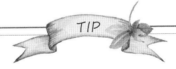

TIP

為了避免過敏，你用純露之前該做的事情

　　天然的產物也會引發過敏體質的過敏反應。拿最基本的薰衣草純露來說，極少數的族群依然會出現敏感反應。或像是香蜂草純露、金盞花純露很適合敏感膚質，但仍有人發生過敏現象。因此在入手新的純露品項或要更換購買的廠牌前，仍建議先做肌膚測試。

若你有敏感性體質或屬於脆弱型肌膚，可以將純露先噴濕於化妝棉上後濕敷在頸部或手肘內側 3～5 分鐘測試是否會過敏，若無紅腫癢反應即可。若有紅腫癢反應，則建議用純淨水稀釋成 30% 濃度，或調和其他品項純露使用。

儘管純露是安全的，但是對於不同人可能還是會有肌膚敏感反應。我有位學員就發生過噴灑永久花純露在臉上而發紅。所以，在使用任何未曾接觸過的純露之前，先做肌膚的敏感測試，才是謹慎的作法。

07 如何辨識純露的品質？

一般來說，最簡單的辨識方法是選擇一個製程與來源都經過認證的品牌是比較保險的方式。因為純露與精油大多為進口產品，在認證方面，國際的有機認證就是比較可信任的選擇之一，但並非有著有機認證的純露品質就一定優良。請盡量選擇大品牌、較多人使用的產品。右圖標章為國際有機相關認證，提供參考。

在純露的製作中最重要的成分就是「水」，因此使用純淨的水質製作純露是首要原則。純露的製作皆取自於植物，所以植物的栽種方式就非常重要，從土壤維護、灌溉水源的來源、農藥使用規範、蒸餾製作流程、有無添加物、成品包裝材質等等，精油與純露都屬於農產品的一種，最要注意的是農藥、殺蟲劑、除草劑、化學汙染物以及重

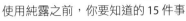
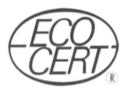
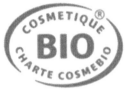
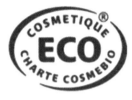

最著名的
國際有機保養品認證標章

法國的有機保養品認證組織，ECO標章代表有機成分佔50%，
因此最嚴格的BIO標章是真正有機保養品中，
含有機成分品質要求最高的認證。

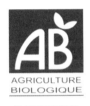
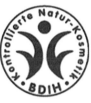
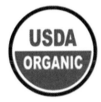

法國有機認證　　德國BDIH認證　美國農業部有機認證USDA　　歐盟有機認證

金屬殘留的問題，市面上有些劣質純露是添加香精而成，聞起來的味道非常符合大眾一般人喜愛的「香」，如果購買的純露每種品項都很香，那麼就要小心是否添加了香精或其它物質。

　　我見過市售的一種「澳洲玫瑰花水」5 公升售價約合台幣 1200元，它標示的成分內容為「甘油、PEG-40 氫化蓖麻油、山梨酸鉀、乳酸、玫瑰萃取液、聚二甲基矽氧烷、PEG-40 硬脂酸酯、脫水山梨醇硬脂酸酯、二氧化矽、Cellullose 膠」，這絕對不是純露。天然的玫瑰純露，成分應該只有「玫瑰花、水」，不含其它添加物。另外，純露不能稀釋或添加任何防腐劑，必須是由芳香植物百分之百蒸餾出來，栽種產地必須每年都通過水質、土壤、空氣污染、酸雨及重金

屬、農藥等檢測，種植的花草植物，都必須通過認證審核，符合每一項檢測，才能夠接著生產純露。

隨著現代化造成的環境及水源污染，取得純淨「水」變成現代人追尋的一項日常需求，因此市場上出現了非常多的礦泉水、純水、麥飯石水……等號稱純淨的天然水。在台灣，我們飲用的自來水為了淨化消毒，都被淨水廠加入氯，甚至有時還會殘留其它化學物質。例如：添加過量的氯，則會生成副產物三鹵甲烷，而過量的三鹵甲烷則是致癌物。環境、水源的污染是一種食物鏈的反應，這些汙染物質可能經由食物鏈的轉移，而進入海產生物、土壤、植物體內，最後影響人類身體健康。如何取得優質的純淨水是製作純露最為重要的一件事，如果是經過認證的純露在使用上就會比較令人安心。

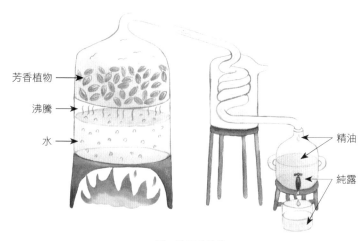

芳香植物

沸騰

水

精油

純露

圖：純露蒸餾儀器

08 純露的萃取方式

　　純露是精油在蒸餾萃取過程中留下來的液體，一般只選用通過歐洲專業認證的花草。在清晨太陽升起前，農人採集帶著露珠的有機花草植物，以無污染的高山冷泉蒸餾植物，並只取用第一道蒸餾出來的純露。

　　在撰寫本書的過程中，我有機會前往位於法國 Provence-Alpes-Cote d'Azur 區的精油工廠，參訪蒸餾純露的設備，親眼目睹純露的製造過程，將珍貴的照片分享給大家。

A、剛砍下的松柏科植物準備乾燥處理，以及正在乾燥的薰衣草

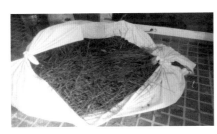
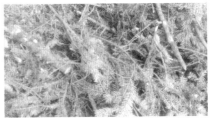

B、正準備蒸餾製作純露、乾燥的矢車菊花、松柏科植物。

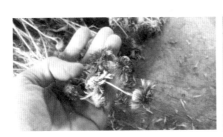
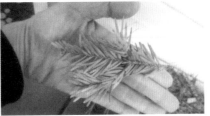

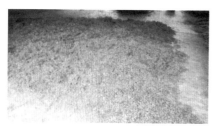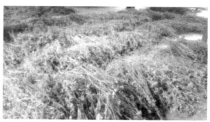

C、蒸餾中

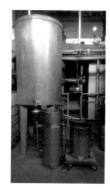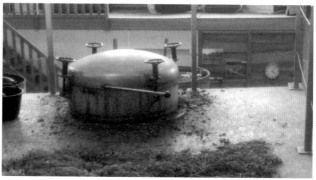

D、蒸餾出的精油與純露尚未分餾，仍可見純露上層浮著一層黃色的
   精油

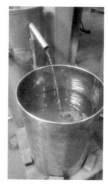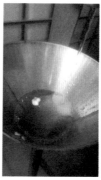

E、以下為法國精油博物館內超過百年的多種紅銅蒸餾器具。[1]

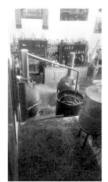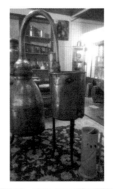

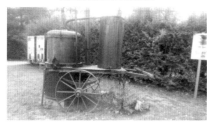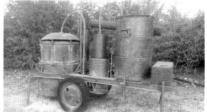

1　早期的蒸餾裝備多數使用紅銅材質，因為銅的傳熱效率相當高；同時它耐腐蝕性，用於蒸
　　餾屬於酸性的純露在材質上較為穩定不易溶出金屬物質，對於植物蒸餾後的芳香分子在保
　　存上也較不易流失。不鏽鋼的蒸餾器，好用的地方在於它結構性強，可以製造較大型的蒸
　　餾器，也比銅不容易碰凹或是壓扁，但是以不鏽鋼蒸餾器所蒸餾出來的純露，通常會有一
　　個特殊的氣味，一般來說稱為「蒸餾器味」（the 'still' note）。這特殊的蒸餾器味道，在
　　接觸空氣後一段時間會自然消失（但是接觸空氣會導致微生物的感染或滋生）。所以時常
　　有人在打開純露產品時，會聞到一股不好聞（nasty）的氣味。這氣味的來源可能就是蒸餾
　　過程使用的是不鏽鋼蒸餾器所產生的特殊氣味，若使用銅製的蒸餾器就不會產生這個特殊
　　氣味，餾出物可立即展現甜美令人愉悅的香氣。所以建議在蒸餾器的組成中，一定要使用
　　銅，哪怕是只有在蒸餾器的鵝頸出口部分使用銅。（資料出處：The nest aromatherapy）

F、瓶裝純露成品

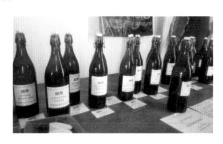

09 各種膚質適用的純露

油性肌膚：

茉莉、杜松漿果、檸檬、絲柏、大西洋雪松、真正薰衣草、馬鞭草酮
迷迭香、波旁天竺葵、佛手柑、茶樹

乾性肌膚：

羅馬洋甘菊、真正薰衣草、橙花、玫瑰草、玫瑰、金盞花、椴樹花、
檀香、矢車菊、岩玫瑰

中性／混合性肌膚：

波旁天竺葵、橙花、真正薰衣
草、玫瑰、馬鞭草酮迷迭香、矢
車菊、羅馬洋甘菊、金縷梅、檸
檬馬鞭草

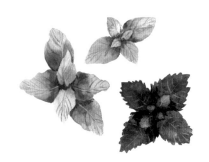

敏感性肌膚：

羅馬洋甘菊、真正薰衣草、橙花、玫瑰、香蜂草、金盞花、矢車菊

成熟性肌膚：

玫瑰、橙花、檀香、金盞花、金縷梅、矢車菊、岩玫瑰、羅馬洋甘菊、胡蘿蔔籽

⑩ 用純露由內到外保養肌膚、改善體質

　　想要擁有健康的身體及好膚質，必須透過飲食、睡眠、舒壓、運動等生活各個面向，由內而外及由外而內的全方位調理身體。單單處理表象的症狀有時無法達到我們想要的結果，或症狀不斷復發，惡性循環下去。在我們追求完美膚質時，從調理體內健康開始，才能維持美麗更久。

　　人體裡 80％以上是水分，多數人都知道喝水對於身體健康的重要性，但還是有些人不愛喝水。尤其，現在很多小孩用喝飲料來補充水分。我的幾位學員回饋說，自從接觸純露後，她們的孩子從不愛喝水，變成會主動向媽媽要純露水喝。純露能讓無味的水變成是一種芳香天然的香味水，若你也不喜歡喝水，那試著加入純露吧，你將有嶄新的體驗。

　　你可以在 500ml 的飲用水裡加入 10ml 的薰衣草純露或天竺葵純露，一旦身體有了足夠的水分，便能加速新陳代謝，改善消化不良、便祕、痛風、血濃度太高的狀況，促進代謝、提供皮膚保持水分等。

以上這些都與平日喝水有關，而飲用不同品項的純露能讓身體改善不同的症狀。

假日大吃大喝後，可將 10ml 的鼠尾草或胡蘿蔔籽純露添加在飲用水中來幫助體內排毒、抑制食慾，效果通常都不錯。

一般感冒初期，可調和 5ml 絲柏純露及 5ml 鼠尾草純露，加入 500ml 的溫熱水中，一天喝三次。能夠有效改善輕微的喉嚨痛與上呼吸道感染。

月經來的前一週，可飲用玫瑰純露，能夠平衡賀爾蒙，改善經前症候群。

若是你有口臭問題，我推薦飲用調和 5ml 薄荷純露和 5ml 金縷梅純露的配方。純露的各種效用，在本書的第二章「純露個論」有完整說明，可依照個人需求外敷或內服使用。

另外，我也分享 A、B 兩個案例給大家了解純露修復皮膚的妙用：

A、惠美（化名）

・症狀

一週以來，她的下巴和人中一直冒出痘痘，雖然不斷塗抹痘痘用的皮膚消炎藥膏，短暫好轉後，又再復發。

・芳療師處方

在身體的機制中，女性在生殖系統出現問題時，多數會透過臉部皮膚來反應，率先表現的警訊，就是下巴及周邊冒痘痘。後來，在詢問之下得知惠美最近有非月經的少量出血。我認為治本應先處理婦科問題，在她就醫後幾天建議她使用一些收斂、抗菌的百里香及玫瑰純

露濕敷，幫助皮膚痘痘消腫、退紅。果然，一週左右下巴的痘痘就消失了。

B、辰祐（化名）

　‧症狀

近一個月以來，額頭不斷冒出膿包型痘痘，因此求助皮膚科，擦了痘痘用的皮膚消炎藥膏卻不見好轉，往往幾顆痘痘消腫後，沒幾天又復發了。

　‧芳療師處方

我讓辰祐內服具有放鬆和排毒功效的羅馬洋甘菊純露和格陵蘭苔純露，並使用退紅、收斂、消炎的百里香、薄荷、金盞花純露做臉部濕敷，用金盞花純露製成的抗痘平衡乳液（見第 255 頁）調理肌膚。在一段時間後，額頭上的痘痘就逐漸消腫、退紅、結痂了。究其根本原因，辰祐應是因壓力和睡眠不足誘發了額頭冒痘。因此，光是處理皮膚表面問題是治標不治本。搭配芳香療法的同時，必須同步改善睡眠和紓壓，才能徹底根治額頭冒痘的問題。

11 使用純露的重要叮嚀

芳療
複方

本書中所有純露與植物油使用方式都以「複方」（也就是 2 種以上的品項）調配為最佳使用配方，在芳香療法中，芳香複方的搭配能使精油或純露、植物油之間達到協同、疊加的作用。

輪流使用

每種配方建議使用不超過 45 天（包含保養與內服使用），書中於個別膚質的部分，使用 21 天，休息 7 天。Part6 生活應用配方提供 2 種以上配方輪流使用，以達到最佳功效。

內服禁忌

建議孕婦及嬰幼兒不要使用（純露、精油）內服方式。對於孕婦、嬰幼兒來說純露安全性是極高的，但考慮到在妊娠的過程中排除所有風險的可能，因此建議孕婦不使用內服。嬰幼兒因身體器官尚未發育完全，也不建議內服使用。

使用有機

請選擇天然有機的純露，以擁有有機認證標章的優質廠商較為有保障。

洽詢專家

具有重大疾病，以及已在接受治療的患者，使用前請洽詢專業芳療師。

總量限制

純露的內服飲用，每天總量以不超過 30ml 為主，如果一個配方是 30ml，那麼可將 30ml 在一天當中分次飲用完畢。

銀髮族群

純露對銀髮族（65 歲以上長者）在外用上，是非常溫和的選擇，可以 100％不需稀釋直接使用。在口服上，則

可挑選個人喜愛及符合銀髮族個人需求的純露，依照一般成人口服方式加入飲用水中飲用即可。多數銀髮族不愛喝水，添加一些帶有香氣又好喝的純露，例如：薄荷、玫瑰或檸檬純露，讓年長者愛上喝水，不但能夠幫助代謝，也能防止血液黏稠。

⑫ DIY 之前你要釐清的觀念

防腐劑、抗菌劑都是不好的嗎？

在網路發達資訊爆炸的時代，我們經常能聽到關於添加防腐劑、抗菌劑的爆料新聞，指出廠商添加超標的防腐劑或用了違反食品法的添加物，似乎只要產品添加了抗菌劑、防腐劑或香料，就不夠天然。

事實上，市售保養品的許多原料是多數微生物養分的來源，若不添加防腐劑，產品非常容易滋生細菌，而造成保養品變質。因此，在商業考量下為確保品質與延長銷售壽命（一般市售保養、化妝品有效期限為 3 年），適當使用防腐劑能避免保養品受到微生物入侵。

但是，必須符合「食品藥物管理署」的「食品添加物使用範圍及限量暨規格標準」規範，一般市售產品只要在安全範圍內添加適量劑量，基本上對人體不會有太大問題。但如果本身屬於敏感性肌膚，就要相當注意產品的挑選，有些人對香料過敏，有些人對於防腐劑過敏，每個人肌膚特性不同在產品的選用上需更謹慎。

為何越來越多消費者開始學習調製保養品或相關日常用品呢？

原因就在於，自己可以掌握內容成分及添加物劑量。

現在也出現一些天然的防腐劑，可以取代一般的化學防腐劑。但是，使用的劑量必須更多才能達到防腐效果，由於會提高商業成本，很少商家會採用。如果是自製品，你可以自行選用較為天然的防腐劑，例如：維他命 E、高劑量的維他命 C。多數的植物精油也具有抑菌及防腐的功能，例如：茶樹精油、百里香精油……等。

純露自身就有能力抗菌、防腐

純露 PH 值大多都在 4-6 之間，有些甚至更酸，是一種酸性的水溶液。即使在沒有添加任何防腐劑或抗菌劑下，它仍能夠有效的抑制細菌。但是亞洲屬於亞熱帶氣候，最好是保存在冰箱內，否則還是容易產生菌絲變質，尤其在開瓶後空氣進入時更容易變質。

純露雖然保存期限無法如市售保養品到 3 年之久，但至少仰賴自身抗菌力還能保存 1 至 2 年左右。因此，在使用前最好搖晃一下確認是否變質。

我參觀法國精油製造廠時，看見他們販售的純露全數存放在冰箱內保存，確保品質穩定。你必須知道的重要觀念是，真正的純露就是「水溶液」，瓶身標示成分應只有植物和水而已，不該有任何的添加物或多餘成分。

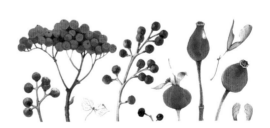

如何測量純露濃度？

純露使用上很安全，因此有沒有稀釋純露並不重要；相反地，真正應該重視的是純露的品質。每天服用 3 次，一次 2～3 茶匙是絕對

安全的，每天以 30ml 為限。一般口服仍會用純淨水或飲品稀釋使用，口感會更好喝。

有些純露含有酒精或添加其他的防腐劑，運用上，就不適合使用於口服或治療。在購買純露時，必須仔細看一下成分內容，有無國家相關有機認證，確切了解產品的產地、萃取、製造和保存的過程。

❶ 外用

一般純露是不需要稀釋，但為了讓敏感肌膚適應，可以用純淨水稀釋，稀釋過的純露最好當日內使用完畢，避免因接觸空氣及水分產生菌絲而變質。

❷ 口服

年齡	用法	濃度
06～24 個月嬰兒	2ml 的純露加入 1000ml 純淨水中稀釋	0.2%
02～12 歲的兒童	10ml 的純露加入 1000 ml 純淨水中稀釋	1%
12～17 歲青少年	20ml 的純露加入 1000 ml 的純淨水中稀釋	2%
成人	30ml 的純露加入 1000 ml 的純淨水中稀釋，若有急症也可以不稀釋，直接口服 1～3 匙 100% 純露。	3% 或 100%

DIY 的注意事項

❶ 測量劑量：使用量杯

使用一般的小量杯測量即可（10、20、30ml）

❷ 消毒器具：酒精消毒

　　所有器具皆須使用 70％以上的酒精噴灑消毒過才可使用，包含裝入的瓶罐、攪拌棒、杯子等，裝瓶後貼上製作日期標籤。

❸ 保存方式：冰箱冷藏

　　水溶液在接觸空氣後容易變質，製成後如果沒有添加抗菌劑，建議放置冰箱內保存，尤其夏天氣溫較高容易滋生細菌。

❹ 使用方式：刮棒沾取

　　盡量不要用手直接沾取使用（例如：乳霜），手指會將細菌帶入瓶罐中，最好使用小刮棒沾取較為衛生。

❺ 保存期限：6 個月內

　　自製的保養品保存期限大約在 6 個月左右（有添加抗菌劑會再久一點），建議盡早使用完畢。

❻ 敏感測試：少量試用

　　使用前請先做肌膚測試，尤其敏感性皮膚，請先塗於脖子或手肘內側停留 3～5 分鐘後，無任何紅腫癢反應再使用。如果發生過敏反應請立刻停止使用，並請諮詢專業芳療師或醫師。

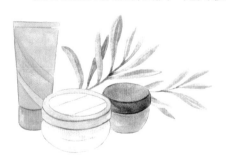

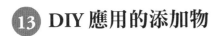

13 DIY 應用的添加物

在選擇自製保養品添加物的選項，全數選擇簡單與安全性較高、容易取得的材料，如果想放 6 個月以上，建議添加抗菌劑、防腐劑，可自行斟酌。以下添加物主要敘述對皮膚的效果：

添加物	原文	效果
玻尿酸 1%原液	Hyaluronic acid	是一種天然多醣體，存在於人體肌膚真皮層內的重要保濕成分，濃度足夠，才能達到保溼效果。
維生素 B_5	Pantothenic acid	一種保溼劑、肌膚調理劑，經皮膚吸收後與維生素 B_6（Pyridoxine）一起作用，可增加肌膚的玻尿酸含量，給予肌膚光澤感及保溼作用，能刺激細胞分裂再生並修復組織，尤其適合熟齡肌膚。
維生素 B_3	Vitamin B_3	促進皮膚細胞增生、抗氧化，抑制黑色素之累積。
天然乳化劑粉	Sodium acrylates copolymer	能融合油脂及水分。
水解蠶絲蛋白	Hydrolyzed silk protein	天然蠶絲蛋白水解液，有效抑制黑色素生成，控制色素。提高細胞的免疫力，促進肌膚新陳代謝。
蠶絲油	Isononyl Isononanoate	一種合成脂，具強效的保溼力，並可抗UV、抗發炎及改善痘痘面皰及發炎性傷口，也可促進膠原蛋白的分泌。
神經醯胺	Ceramides	保溼劑，它和構成皮膚角質層的物質結構相近，能很快滲透進皮膚增加皮膚保溼度。
胺基酸起泡劑	Tea-cocoyl glutamate	一種合成的界面活性劑，作為起泡用。
甜菜鹼起泡劑	Cocamidopropyl Betaine	清潔及調理作用，常用於洗髮精及肥皂之界面活性劑；或增加化妝品之乳化、稠化、起泡效果。

添加物	原文	效果
角鯊烷	Squalane	一般萃取自深海鯊魚類甘油及橄欖油，可提供肌膚養分，促進新陳代謝並修復肌膚表層。
三仙膠	Xanthan gum	又稱黃原膠或玉米糖膠，是一種食品增稠劑，常加入保養品中增加黏度。
海藻酸鈉	Sodium alginate	是一種天然多醣，有形成凝膠的效果。
蘆薈膠	Aloe gel	用於提供肌膚保濕鎮靜敏感皮膚。
尿素	Urea cryst	用於提高皮膚的濕度。
二氧化鈦	Titanium dioxide	防曬和抗紫外線吸收劑
氧化鋅	Zinc oxide	保護皮膚免受紫外線引起的曬傷及其他傷害，作為防曬油的成分之一。
維生素 E	Vitamin E	一種脂溶性維生素，可作為抗氧化劑成分之一，可延長保養品保存壽命，防腐用。
1,3 丁二醇	Butylene glycol	協助溶解污垢，幫助皮膚保水、保濕
高嶺土（化妝品級）	Kaolin clay	鹽礦物，呈白色，顆粒細膩，有抑制皮脂、吸汗的功能。
橄欖乳化劑	Olive Oil PEG-7 Esters	液體狀乳化劑，用於添加在製作卸妝油。
熊果素萃取液	Arbutin extract	植物性萃取液，黑色素生成抑制劑、用於皮膚美白。
植物甘油	Vegetable alycerin	又稱丙三醇是護膚成分之一，屬於小分子保濕成分，甘油的保濕效果顯著，可將水分留在皮膚角質層。
凝膠形成劑	Gelling Agent	用於製作精華液或凝膠類產品。
礦泥粉	Clay	礦石加工再製後的產品，用於吸附皮膚髒污或水分。
天然核桃粒	Walnut grain	用於添加在乳霜中去角質使用。
苯氧乙醇	Phenoxyethanol	一種抗菌、防腐劑。
純淨水	Pure water	經過濾的水，無雜質，非礦泉水。

⑭ DIY 開始前，你需要購入的基本器具

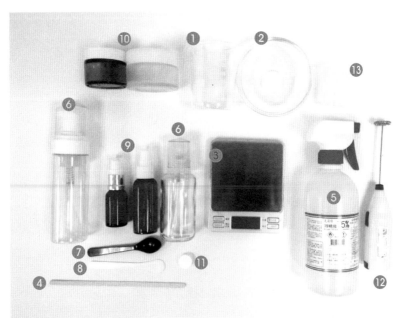

序號	品名	用途
1	150ml 左右的小燒杯	多數使用玻璃製成有刻度的燒杯，用於加入液體材料，一邊有槽口，容易倒出。
2	玻碗	玻璃製小碗，用於加入材料攪拌，較多用於霜類製品。
3	磅秤	需要能量出 0.5 公克的，可秤量出物體重量。
4	攪拌棒	細長型木頭棒，也可使用玻璃材質的攪拌棒。
5	消毒酒精	75％或 95％的酒精，用於消毒所有器具。
6	慕斯空瓶	特殊壓頭的容器，一般瓶罐材料行都有販售，液體經過慕斯瓶按出會有細緻的泡沫狀。
7	量匙	用來挖取或量取粉狀或顆粒狀材料。

序號	品名	用途
8	挖棒	多數為扁平棒狀,用於挖取黏稠型(膠狀或膏狀)材料用。
9	深色避光瓶	最好準備按壓款(用於稠狀的乳液、精華液),以及噴霧款(用於偏水狀的化妝水)。避光瓶多數為深藍色、茶色、綠色,用於避免光線照射。蓋子有按壓、噴霧等款。
10	乳霜罐	用於盛裝霜狀或膏狀物的容器,有玻璃及塑膠、壓克力材質,有各種不同的容量。
11	乾燥壓縮面膜	一般藥妝店都有販售,放入精華液或化妝水中吸收液體後貼敷於臉上。
12	電動小打蛋器	一般大型五金販賣店有售,使用電池,可使用在製作乳液、乳霜、精華液攪拌均勻用。
13	30ml 小量杯	用於秤量容量較少的液體、多數為塑膠材質,一般瓶罐販售店皆有販賣。

15 西方純露療法與中國醫學

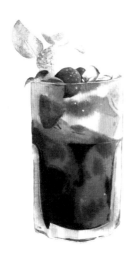

　　芳香療法的植物精油、純露,甚至是花精的萃取來源都是香草植物。而在亞洲國家,這些香草植物因氣候、土壤、水質等因素無法廣泛大面積種植,因此 95％以上仰賴進口,純露療法與中醫的藥草應用其實十分雷同,只是我們多數不太喜歡吃苦澀的中藥。如果使用芳香的純露代替中藥,讓人更能接受。那麼喝香草植物純露變成是一種樂趣,是不是更棒呢!

　　像是東方的菊花茶，我們會在夏天或口乾舌燥時飲用菊花茶，《本草綱目》中對菊花茶的藥效有詳細的記載：味甘、性寒，具有散風熱、平肝明目之功效。《神農本草經》認為，菊花茶「主風頭眩、腫痛、目欲脫、皮膚死肌、惡風濕痹，久服利氣，輕身耐勞延年。」

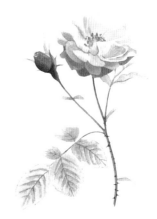

　　在中醫理論中身體的燥熱與上火、肝火旺，所代表的是一種發炎症狀，而菊花茶則是較為寒性的品項，具平肝火、抗發炎、退熱的功效。而洋甘菊純露則有類似功效，能夠消炎、舒緩疼痛、鎮靜皮膚紅疹、皮膚發紅……等。

　　菊花茶藥性可用於明目，用於對抗結膜炎及一般性的眼睛問題，德國洋甘菊純露亦可用於濕敷眼睛，改善眼睛問題，功效十分接近。

　　再者，玫瑰花茶和玫瑰純露也值得一談。《本草綱目》記載：「玫瑰花，花性微涼、味甘、入肺、腎經，有平肝、潤肺養顏之功效。」

　　中醫理論認為，玫瑰花性味甘而微苦，有理氣解鬱和血散瘀的功效。《本草正義》更記載：「玫瑰花，香氣最濃，清而不濁，和而不猛，柔肝醒胃，疏氣活血。」而《本草綱目拾遺》認為玫瑰花可以「和血、行血、理氣、治風痺。」

　　玫瑰純露的功效與上述大致相同，在飲用水或飲料中噴些玫瑰純露，你會感受到甜美的芳香與滋味，舉凡處理女性的生理問題玫瑰都是非常棒的選項。

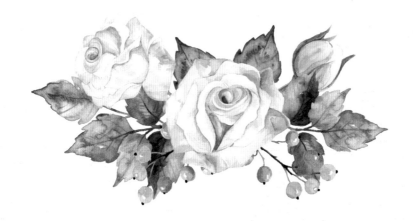

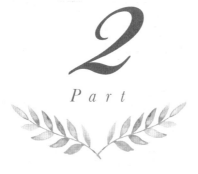

2
Part

純露個論

01

冷杉
Balsam fir

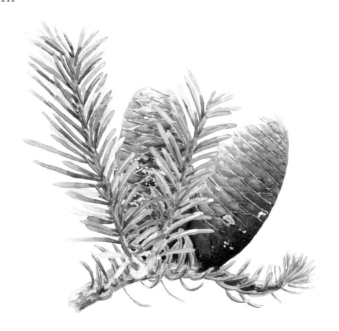

英文俗名	Balsam fir		保存期限	約 16 個月
拉丁學名	*Abies balsamea*		使用禁忌	腎臟病患者不宜內服
蒸餾部位	樹枝		適用	中油性、混合性肌膚
植物科別	松科		特性	舒緩風濕、肌肉疼痛、關節炎、提振免疫、呼吸系統、黏液分解
PH 值	3.8-4.0		香氛複方代表	私密處保養噴霧

小分享

　　松科植物給人的感覺就是森林中的大樹，清新的森林空氣，對應在人體中，針對人體的呼吸系統有顯著效果，絲柏樹也是如此。冷杉能化解人體中滯留的水分，例如：痰液，可以將冷杉純露加入熱水中以吸入法讓阻塞不通的鼻子得到紓解；對於生殖系統感染問題，可用冷杉與百里香純露調和製成噴霧，做為平時私密處保養的配方之一；調和薄荷純露或迷迭香純露製成漱口水是保養口腔的配方選項之一。

　　冷杉就是歐洲每當聖誕節時家家戶戶會作為聖誕樹的樹種，較少用來內服。在處理風濕、關節疼痛或肌肉疼痛問題可與一枝黃花純露交替濕敷患處，可舒緩疼痛問題。也適用憂鬱症患者在季節交替時引發的憂鬱情緒，可使用大樹型純露（例如：冷杉、絲柏、杜松漿果）作為泡澡或泡腳放鬆、鎮定精神，使副交感神經活絡，達到放鬆肌肉的效果。大樹型植物都有著淨化能量與安定心智的功能，也可調和檀香純露製成噴霧作為淨化氣場之用。

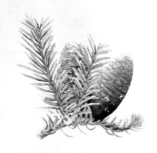

02

月桂葉
Bay leaf

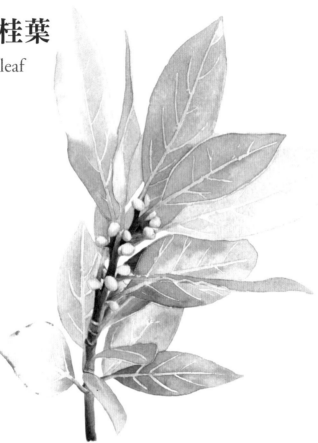

英文俗名	Bay leaf	保存期限	約 8-12 個月
拉丁學名	*Laurus nobilis*	使用禁忌	重症患者勿用
蒸餾部位	葉片	適用	中油性、混合性肌膚
植物科別	樟科	特性	抗菌、消炎、止痛
PH 值	4.9-5.2	香氛複方代表	香氛漱口水

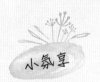

小氣享

月桂葉常見於烹飪或防腐的用途，可提升食物香氣，還可幫助消化，月桂葉純露具有相同功能，純露氣味帶點辛辣。月桂葉純露用途非常廣泛，能夠清潔、抗菌、消炎，調和大西洋雪松純露可製成頭皮精華露，預防頭皮搔癢、改善頭皮發炎、出油問題；調和薄荷純露製成漱口水，可預防口腔感染的問題，預防蛀牙；調和永久花純露用於處理牙齦發炎、紅腫。它抗菌消炎的功能也是製作私密噴霧的配方選項之一，用來預防念珠菌、黴菌感染問題。在食物上噴灑些月桂葉純露會有另一番風味，有機會不妨嘗試看看將它噴灑在沙拉上，會是一種全新的味蕾感受。

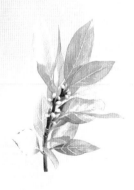

03

羅勒
Basil

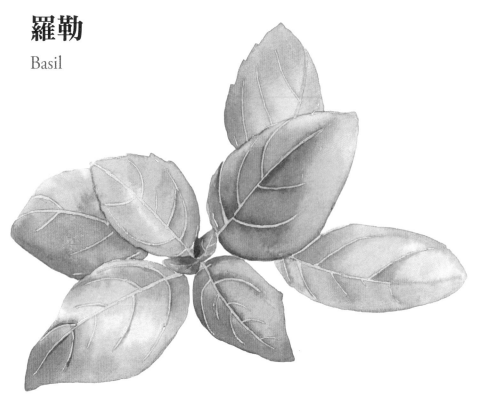

英文俗名	Basil (Sweet basil)	保存期限	約 1 年
拉丁學名	*Ocimum basilicum*	使用禁忌	無
蒸餾部位	整株	適用	較無使用於臉部肌膚
植物科別	脣形科	特性	消化系統，自律神經系統
PH 值	4.5-4.7	香氛複方代表	提振食慾香氛飲用

小氣享

　　羅勒純露在市面上較稀少，羅勒純露對於消化系統功效極佳，能夠促進消化改善腸胃絞痛、腸胃痙攣的現象，稀釋飲用適用於生理期間的腹部絞痛。於每日早晨飲用一杯幫助壓力型便祕，調和迷迭香純露或檸檬純露可用於提升注意力。羅勒純露對於壓力的狀況也極有幫助，能幫助鎮定情緒，紓解緊繃的精神，帶給人平靜的感受，也適合用來改善人與人之間的關係。調和香蜂草純露能舒緩壓力型的腸胃痙攣，如果有食道逆流的困擾，不彷喝些羅勒純露會有不錯的效果。在食物上噴灑些羅勒純露可增添風味喔。

　　我們所熟悉的九層塔是羅勒的一種，羅勒的葉片較為圓胖，而九層塔葉片較為細長。在氣味方面也有些差異，我有時會在蛤蠣湯裡噴灑些羅勒純露，能提升湯的鮮度喔！

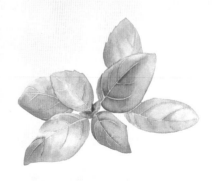

04

矢車菊
Cornflower

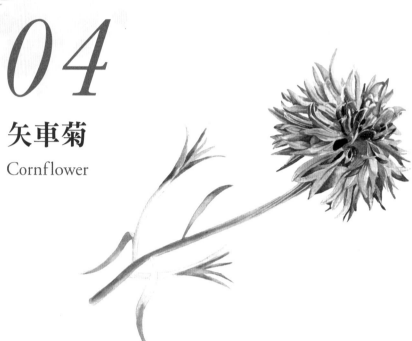

英文俗名	Cornflower / Bachelor's button	保存期限	約一年
拉丁學名	*Centaurea cyanus*	使用禁忌	懷孕前 3 個月建議避免使用（因研究顯示矢車菊純露可能含有植物性賀爾蒙，有可能影響懷孕中的婦女）。
蒸餾部位	花朵	適用	乾性或成熟皮膚，瘀傷，更年期潮熱，放鬆。
植物科別	菊科	特性	眼部相關問題，發炎皮膚鎮定、止癢，皮膚保濕。
PH 值	約 4.7-5.0	香氛複方代表	護眼濕敷液、一般肌膚保濕

小分享

矢車菊有著明亮的藍色花朵，那天然的美麗藍色小花即使乾燥後依然亮眼，是歐洲人非常喜愛的花朵。多數人以為矢車菊是德國的國花，但它只是象徵德國的花朵，並非德國國花。矢車菊花朵顏色鮮艷美麗，是一種著名的眼用藥草，氣味屬於中性淡雅的草香，對於舒緩結膜炎、眼睛過敏、角膜炎等眼部症狀有很不錯的功效。

在皮膚功能方面，調和岩玫瑰純露、玫瑰或天竺葵純露會是很棒的保濕與抗皺香氛化妝水，特別用於眼周脆弱肌膚。由於具有輕微收斂的功能，調和杜松純露及茶樹純露可當作處理泌尿道感染的外用沖洗劑。在很多的芳療書籍都描寫矢車菊純露可作為眼睛沖洗液。由此可見這可愛美麗的藍色小花功能滿多的，是我生活中必備的純露之一。

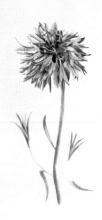

05

黑醋栗

Cassis / Blackcurrant

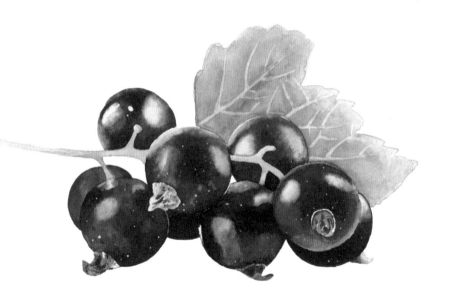

英文俗名	Blackcurrant / Cassis	保存期限	約一年。
拉丁學名	*Ribes nigrum*	使用禁忌	無
蒸餾部位	果實	適用	不太常使用於肌膚上。
植物科別	茶藨子科	特性	抗氧化，助消化，眼周保養。
PH 值	3.6	香氛複方代表	護眼配方

小氛享

　　研究顯示，黑醋栗多酚對於舒緩眼睛疲勞有不錯的功效（閉眼濕敷眼皮），原因在於黑醋栗當中所含的花青素極多。但黑醋栗純露氣味與黑醋栗果汁味道差別非常大，初聞其味道个是人人曾喜歡的。黑醋栗含有非常豐富的維生素 C、磷、鎂、鉀、鈣、花青素、酚類物質，目前已經知道的保健功效包括預防痛風、貧血、水腫、關節炎、風濕病、口腔和咽喉疾病、咳嗽等。

　　黑醋栗果汁對於維持泌尿道健康的功效極佳，這小莓果也有幫助消化的功能，在食物上噴灑一些黑醋栗純露有助於腸胃吸收與消化。平時喉嚨不舒服時，可在飲用水中加入一些黑醋栗純露舒緩喉嚨不適。將黑醋栗純露當作調香的配方之一是不錯的選擇，可調整其他氣味較為不佳的純露氣味喔。但我所拿到使用的黑醋栗純露，聞起來不太能和原生植物果實聯想在一起，應該說是一種非常奇特的草本植物氣味。

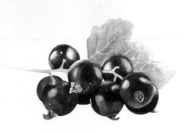

06

大西洋雪松
Cedarwood / Atlas cedar

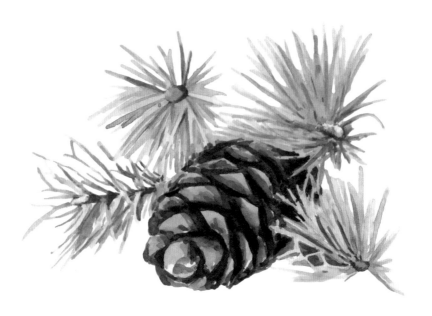

英文俗名	Cedarwood / Atlas cedar	保存期限	約一年以上。
拉丁學名	*Cedrus atlantica*	使用禁忌	孕婦及 5 歲以下幼童避免使用。
蒸餾部位	木質	適用	中油性肌膚
植物科別	松科	特性	利尿，傷口癒合，頭皮相關問題處理
PH 值	4.1-4.2	香氛複方代表	頭皮精華露

小分享

　雪松純露的主要功能是用在皮膚，也因極度利尿而不建議內服使用。在頭髮的護理上，雪松是最佳選擇，對於處理有關頭皮的相關問題，例如：掉髮、頭皮癢、脂漏性皮膚炎、頭皮屑等都有不錯的效果，用於油性肌膚能改善皮膚出油的情況，改善青春痘、皮膚發紅，收斂皮膚。雪松純露是極少數能使用在貓咪身上的芳療產物，它能幫助貓咪去除皮屑，預防跳蚤，噴灑在狗狗身上也有相同功能，也能去除寵物身上一些不好的氣味。

　對於處理皮膚的搔癢問題，調和薄荷純露或西洋蓍草純露能有效改善。

　雪松純露非常適合用於製成頭皮噴霧，在洗頭後濕髮時使用；噴灑於頭皮輕輕按摩後再吹乾頭髮，能夠改善頭皮搔癢、油性髮質，很適合有油頭氣味的人每日使用。

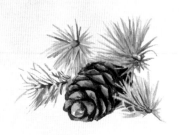

07

絲柏
Cypress

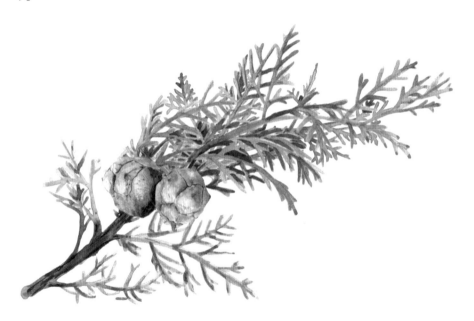

英文俗名	Cypress	保存期限	約一年以上。
拉丁學名	*Cupressus sempervirens*	使用禁忌	孕婦及腎臟病患、婦科癌症患者避免使用。
蒸餾部位	枝葉	適用	中油性、混合性肌膚。
植物科別	柏科	特性	利尿、收斂皮膚、體內排毒
PH 值	3.8-4.0	香氛複方代表	痔瘡坐浴配方、消水腫

小分享

絲柏純露對於靜脈及淋巴系統有很棒的疏通功能，處理身體循環系統問題效果極佳，例如：靜脈曲張、痔瘡。若有身體水腫的狀況，每日 15ml 加入飲用水中一起喝。每日至少喝 3 次，可利尿，消除一些身體水腫的問題，促進循環。在肌膚問題上，適用於油性肌膚或青春痘；調和金縷梅純露及洋甘菊純露加入坐浴中，以溫水浸泡臀部可收斂突出的靜脈痔瘡問題；調和迷迭香純露，用溫水泡腳能放鬆雙腳一整天的疲憊及減緩腳踝腫脹的現象；針對感冒初期的喉嚨痛、輕咳、有痰，加入一些絲柏純露在溫熱水中飲用可有些幫助，舒緩輕微感冒的症狀。

絲柏的止咳與祛痰特性能幫助呼吸系統，可於蒸臉器或蒸鼻器中加入 5ml 絲柏純露改善鼻塞問題及幫助排出痰液。絲柏是一種功能性滿多的純露，木質系的氣味讓人很容易接受，是日常必備的純露品項之一。

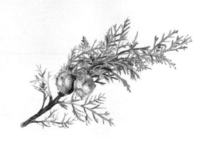

08

金盞花
Calendula

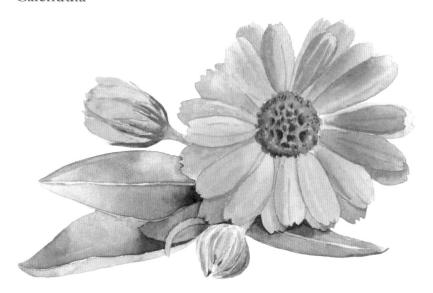

英文俗名	Calendula	保存期限	約 2 年
拉丁學名	*Calendula officinalis*	使用禁忌	無
蒸餾部位	花朵	適用	所有類型肌膚、敏感性肌膚
植物科別	菊科	特性	皮膚消炎、抗敏感、鎮定皮膚、眼周保健
PH 值	5.0-5.2	香氛複方代表	敏感性肌膚精華露化妝水

小氣享

　金盞花具有消炎、殺菌、防腐等功效，從古以來即被當作藥用植物，植株內含有對人體有益的葉黃素、激素、維生素 A 等物質，花瓣還可提取黃色顏料。金盞花是功效強大的藥草，以治療皮膚方面的問題為主，金盞花純露外用具有消炎、殺菌、抗霉、收斂、防潰爛的效果，並修復曬傷、燒燙傷的皮膚。適用於敏感、脆弱型肌膚，或濕疹、粉刺、乾癬等肌膚問題。也適用於寶寶尿布疹、紅屁屁。我們一般常在婦嬰用品店裡看到很多金盞花的保養護膚品，就可知這小黃花對於肌膚的保養功效之強大，是敏感性肌膚很好的選擇，這些年某品牌也以金盞花作為一系列商品，主打敏感性肌膚使用而聲名大噪。

　金盞花純露相當的溫和，因富含葉黃素所以非常適合拿來製成保養眼睛的相關產品。調和玫瑰純露或天竺葵純露是敏感性肌膚化妝水很好的配方之一。金盞花精油不易萃取，比較適合製成浸泡油釋出它的有效成分，使用純露同樣可以得到它如此多的功能與優點。

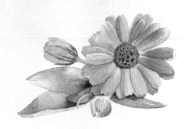

09

肉桂葉
Cinnamon leaf

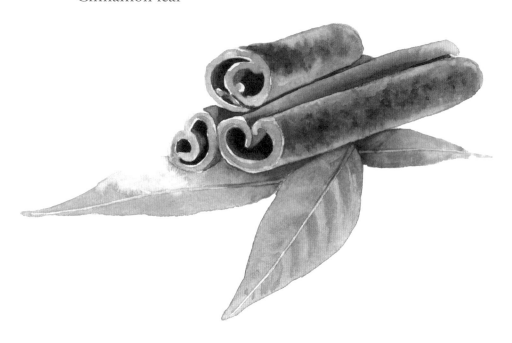

英文俗名	Cinnamon leaf	保存期限	約 18 個月左右
拉丁學名	*Cinnamomum zeylanicum*	使用禁忌	不適合做臉部肌膚保養用
蒸餾部位	葉片	適用	較無使用於臉部肌膚
植物科別	樟科	特性	抒解壓力、平衡自律神經
PH 值	3.8-3.9	香氛複方代表	助消化飲

小氛享

　　肉桂葉純露對於自律神經系統有極佳幫助，進行飲用肉桂葉純露的療程，能平衡情緒，並且適度釋放心靈深處的壓抑或壓力，當然這需要進行一段時間。肉桂葉純露對於精神和身體方面都有提振的效果，有時疲倦需要集中精神專注的時候，可以噴灑些肉桂葉純露在飲用水中，或者噴灑在咖啡上味道也很協調，常見咖啡中加入肉桂粉或肉桂枝，可見這2種植物很對味。

　　另外，它助消化的效果非常好，能幫助舒緩肚子脹氣。肉桂精油具有消化道殺菌及對抗消化系統感染的強項功能，同時又不會傷害有益菌而效果著名。如果有幽門桿菌的胃部問題，可以飲用肉桂純露一段時間來嘗試改善，但是這氣味有人很愛，有人卻相當不喜愛。我就是不愛肉桂味，所以，氣味真的非常主觀，它嚴重影響人是否願意使用它，如同某些中藥一樣，有些人必須捏住鼻子才願意吞下那湯藥。

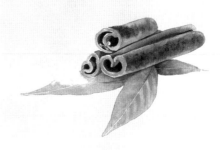

10

接骨木花
Elder flower

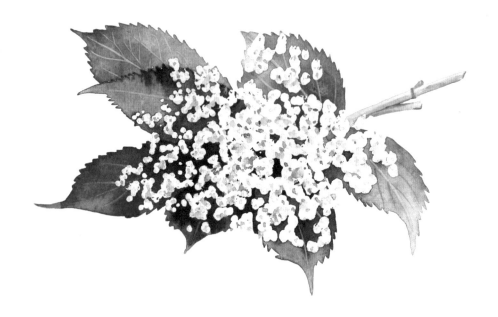

英文俗名	Elder flower	保存期限	約 12-18 個月左右
拉丁學名	*Sambucus nigra*	使用禁忌	孕婦、腎臟病患者不宜
蒸餾部位	花朵	適用	較少使用於臉部肌膚
植物科別	五福花科	特性	利尿、提振循環系統、喉嚨保養
PH 值	4.0-4.2	香氛複方代表	感冒預防

小分享

接骨木從根部到果實皆可入藥，具有相當大的藥用價值，是歐洲人廣泛使用的民間藥方，歐洲人視為感冒的萬靈丹。其果實含有豐富的醣類與維他命 C，花朵則富含亞油酸、黃酮類化合物，可幫助發汗、舒緩喉嚨疼痛，幫助緩和感冒引起的各種症狀。市面上有藥商將接骨木果實製成感冒糖漿，或在接骨木花茶中加入少許蜂蜜，在歐洲是很受小朋友歡迎的感冒預防藥。歐洲人會利用接骨木花與糖一起熬煮成接骨木糖漿保存起來，或者用來製作果醬、餅乾與甜點。這幾年接骨木糖漿、接骨木花茶在餐廳裡的飲料品項裡很常出現，顯示它越來越普及，接骨木純露也因它柔美的花香香氣讓很多人喜歡飲用。

接骨木純露對於處理神經系統的效果很不錯，能減緩生理上及精神上的壓力，讓人心緒穩定，調和薄荷純露或百里香純露能夠有效緩解感冒和咳嗽等相關症狀。

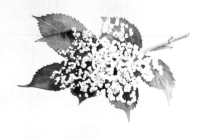

11

乳香

Frankincense

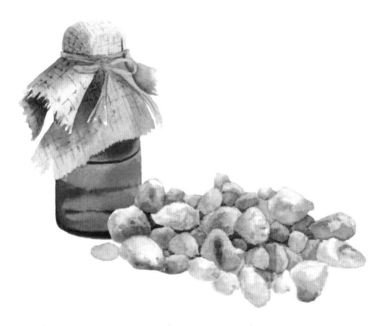

英文俗名	Frankincense	保存期限	約 1 年
拉丁學名	*Boswellia carterii*	使用禁忌	無
蒸餾部位	樹脂	適用	所有類型肌膚
植物科別	橄欖科	特性	肌膚再生、抗菌、抗皺、細紋，抗肌肉痙攣、生殖系統保養
PH 值	4.7-4.9	香氛複方代表	抗皺精華露化妝水、能量香氛噴霧

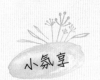

小分享

　　乳香精油的功效大多是偏向能量方面，在阿育吠陀療法中用於冥想、感受生命能量、啟動自我療癒的力量，而乳香純露同樣也具有這樣的效果，因此用來製成能量香氛噴霧效果極優。調和檀香純露製成噴霧，對於淨化環境磁場與消除負面能量是很不錯的一種純露配方選擇。

　　乳香純露對於皮膚的效果很好，調和岩玫瑰純露或玫瑰純露是極佳的抗皺化妝水，是成熟型膚質適用的純露之一；調和玫瑰天竺葵純露或橙花純露可以用來製成緊膚面膜；調和永久花純露或百里香純露製成噴霧也是私密噴霧極優的配方選擇，對於私密處防護及預防私密處感染十分有益。

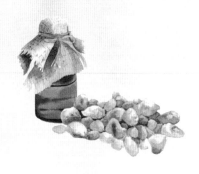

12

一枝黃花

Goldenrod

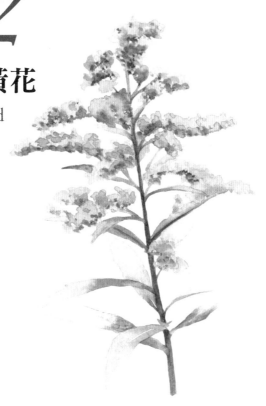

英文俗名	Goldenrod	保存期限	約 24 個月
拉丁學名	*Solidago canadensis*	使用禁忌	低血壓、肝臟、腎臟、心臟相關問題患者不適用內服
蒸餾部位	花朵	適用	中油性、混合性肌膚、痘痘型肌膚、抗發炎
植物科別	菊科	特性	肌肉痠痛、肌腱炎、風濕、關節疼痛、乳酸堆積疼痛、收斂皮膚
PH 值	4.1-4.3	香氛複方代表	舒緩足部腫脹

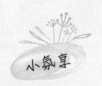

小分享

　　一枝黃花是生命力與繁殖力極強的一種菊科藥用植物；是很不顯眼的一種小花，很容易被當成雜草拔除。它的花序呈現碎花狀集中在頂部，這個純露的氣味也不屬於花香一族，是一種草本的青草味。與其他純露品項稀釋調和後會是一款控油功效不錯的配方，例如調和天竺葵純露可處理油性肌膚油脂分泌過多的問題及收斂毛孔。

　　菊科植物多數有清熱、解毒、消腫的特性，一枝黃花也具有如此特性，據記載一枝黃花的利尿功效極強，因此不適合腎臟病患者飲用。它對於平時有運動習慣的我來說，是一款極佳的運動噴霧，我會在運動前噴灑於四肢部位，如果運動後感到痠痛可用來濕敷疼痛的肌肉或關節部位。冬天泡澡也很適合加入澡盆中來放鬆全身肌肉、舒緩身心。對於工作需要長時間站立的人，一枝黃花純露能有效舒緩靜脈曲張。將純露加入溫水中泡腳是一種很棒的放鬆方式，讓每天疲憊的雙腳得到舒緩，也可消除腳部的腫脹。

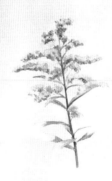

13

波旁天竺葵

Geranium bourbon

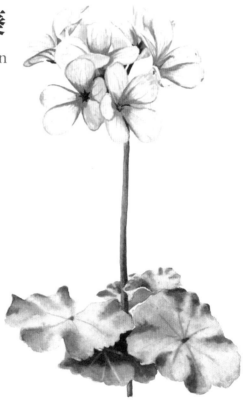

英文俗名	Geranium bourbon	保存期限	約一年
拉丁學名	*Pelargonium asperum*	使用禁忌	無
蒸餾部位	葉片	適用	所有類型肌膚
植物科別	牻牛兒科	特性	鎮靜皮膚、保水、平衡內分泌系統、更年期問題
PH值	4.9-5.2	香氛複方代表	乾性肌膚精華露

小氣享

　　甜美高貴的花香味，噴灑在空氣中有著類似玫瑰般絕美的香氣，
因此市面上天竺葵精油常被拿來混充當作玫瑰精油販售，一般消費者
很難察覺，但兩者售價差異非常大，最好選擇有商譽或有國際認證的
品牌購買。天竺葵是一種喜愛陽光的植物，我在法國與比利時見到很
多住家種植天竺葵，每株都長得很茂盛，花朵美麗又碩大，這樣的植
物是充滿陽光，充滿正向能量的植物，不論是更年期或經前症候群的
情緒低落困擾，使用天竺葵純露都是很好的選擇。

　　天竺葵純露是皮膚保養用途最廣的純露之一，任何膚質都適用，
但用於成熟型乾燥肌膚最佳，具皮膚保濕及收斂效果，同時有輕微消
炎及清涼的功效。調和真正薰衣草純露對於處理皮膚曬傷、發紅、搔
癢的症狀有不錯的幫助；在平衡內分泌系統方面能舒緩經前症候群的
情緒問題，以及更年期的熱潮紅或失眠。調和玫瑰純露（各15ml）加
入飲用水中，內服有不錯效果，有助於平衡女性激素和舒緩更年期症
狀。它的花香氣味很適合用來調配香氛淡香水；
搭配屬於中性氣味的矢車菊純露在疲累狀態下濕
敷肌膚或飲用，效能都很不錯。

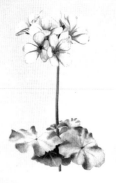

14

德國洋甘菊

German chamomile

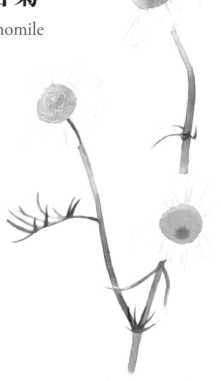

英文俗名	German chamomilla	保存期限	約 1 年
拉丁學名	*Matricaria chamomilla*	使用禁忌	孕婦不適合使用
蒸餾部位	花朵	適用	所有類型肌膚
植物科別	菊科	特性	皮膚消炎、抗菌、止痛、鎮定神經、生殖系統抗菌
PH 值	4.0-4.1	香氛複方代表	私密噴霧

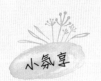

　　德國洋甘菊與羅馬洋甘菊最大的不同處便是德國洋甘菊有著較為突出的黃色花心，辨別的方式就是觀察他們的花心形狀。洋甘菊花茶在中、西方都有，在台灣常見的洋甘菊茶多數是德國洋甘菊（每年的 11-12 月位於台灣的苗栗銅鑼鄉都會舉辦杭菊季，當地種植相當多的杭菊），下次可觀察看看是否為花心突出的小菊花便可略知一二。

　　德國洋甘菊是非常優秀的消炎鎮定藥草，它在鎮定神經、放鬆肌肉、解決失眠、皮膚消炎與癒合傷口的效果顯著，德國洋甘菊純露對於處理身體各種形式的發炎都有功效。德國洋甘菊主要發揮其治療性而非芳香性，調和百里香純露或茶樹純露作為抗菌私密噴霧是非常好的配方選項。德國洋甘菊純露的能量很強，用於鎮定安眠效果也極佳。調和金縷梅純露濕敷可處理皮膚發紅、皮膚搔癢或濕疹的問題。羅馬洋甘菊純露則較溫和，適合用於安撫嬰幼兒，在處理小朋友的皮膚炎症問題上選用羅馬洋甘菊則是較適合的。

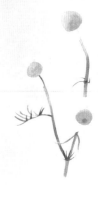

15

格陵蘭苔
Greenland moss

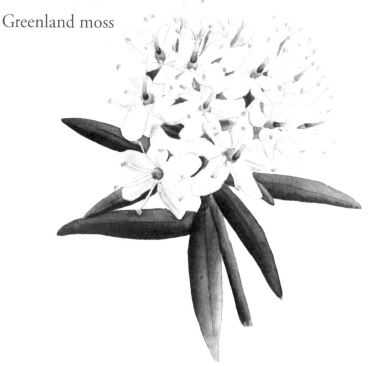

英文俗名	Greenland moss	保存期限	約 2 年
拉丁學名	*Ledum groenlandicum*	使用禁忌	孕婦、6 歲以下兒童、癲癇患者勿用
蒸餾部位	整株	適用	較無使用於臉部肌膚
植物科別	杜鵑花科	特性	肝臟排毒、淨化、體內排毒、平衡神經系統
PH 值	3.8-4.0	香氛複方代表	芳香排毒飲用療程

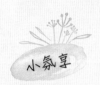

這種植物在亞洲相當少見，大多在阿拉斯加與格陵蘭附近的沼澤沿岸。格陵蘭苔能幫助肝臟運作與促進肝臟功能，它能有效的從身體中清除外來的有害物質，因此大多用來內服進行體內排毒療程。它的體內消炎效果顯著，可平衡自律神經系統，鎮靜效果很強，對於改善失眠效果不錯。可在晚餐後將它調和薰衣草純露（各10ml）加入飲用水內飲用，持續三週，能改善消化性失眠問題。對於工作壓力過大、工作時間長、容易疲勞的人，平日可加入飲用水中當作保養肝臟、排毒淨化，提升睡眠品質之用。

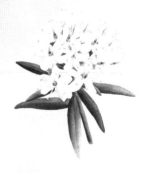

16

金銀花（忍冬）

Honeysuckle

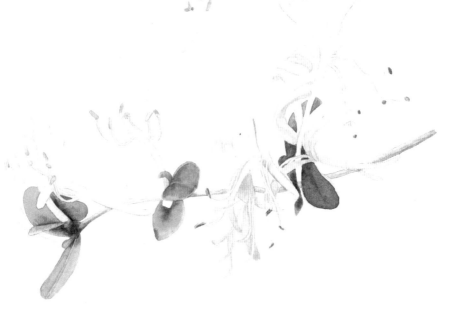

英文俗名	Honeysuckle	保存期限	約 12 個月
拉丁學名	*Lonicera japonica*	使用禁忌	懷孕期間、月經期間勿使用內服
蒸餾部位	花朵	適用	痘痘型、油性肌膚
植物科別	忍冬科	特性	消炎、解熱、通經、收斂
PH 值	6.7	香氛複方代表	收斂毛孔噴霧

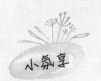

小分享

　　忍冬是忍冬科的一種植物，花稱為金銀花，因初開為白色，後轉為黃色而得名。至於忍冬的英文俗名為 honeysuckle，據說是因為花朵會分泌一種花蜜，而在野外時人們會將其摘下吸取花蜜而得名。

　　當我拿到金銀花純露打開試聞時，特別的是它並沒有草本植物蒸餾後所留存的草本青草味，而是有一絲絲甘甜感的氣味。金銀花是一種中國古代的藥用植物，中藥使用金銀花作為清熱解毒的處方，夏天則用於清熱解暑、退熱消炎。其性寒涼，內服過多可能會造成腹瀉或身體不適的狀況。

　　金銀花純露適用於夏天容易長痱子或容易流汗的濕疹皮膚，也適用發炎的痘痘型肌膚，用於油性肌膚能收斂毛孔及有效調節皮膚出油功能。在感冒初期有喉嚨疼痛症狀時可加入一些金銀花純露在溫熱水中飲用，能緩解喉嚨發炎、腫痛的情形。

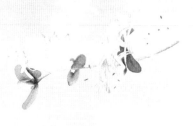

17

義大利永久花

Immortelle

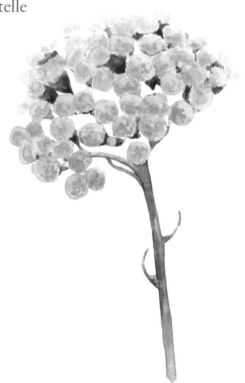

英文俗名	Immortelle	保存期限	約 2 年
拉丁學名	*Helichrysum italicum*	使用禁忌	無
蒸餾部位	花朵	適用	所有類型肌膚
植物科別	菊科	特性	化瘀血、抗血腫、疤痕癒合、牙齦炎、口腔相關問題
PH 值	3.5-3.8	香氛複方代表	淡化疤痕精華液

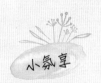

義大利永久花在離開大地母親的懷抱後，花如其名，乾燥後仍舊能保持它原生的美感與生命力，這美麗的菊科小黃花，有著不凋花、蠟菊的美名，某歐系知名品牌便是以此小黃花作為其品牌的主打芳香植物。

永久花精油以抗血腫的功效聞名，純露也有此功效，它可以很快的吸收體內或體外的血腫，在外科手術傷口癒合後濕敷可做為傷口癒合的護理，也可減少瘀青及腫脹的現象，在日常生活中有時不小心撞傷、碰傷，使用它來濕敷可縮短瘀青的時間。調和薄荷純露每日漱口2-3 次，能有效改善牙齦發炎的問題；調和胡蘿蔔籽純露可用來淡化斑點，製成眼霜則可淡化黑眼圈。在女性月經期間可用來飲用，加速經血完全排出。

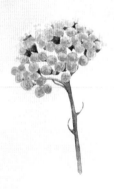

18

杜松漿果

Juniper berry

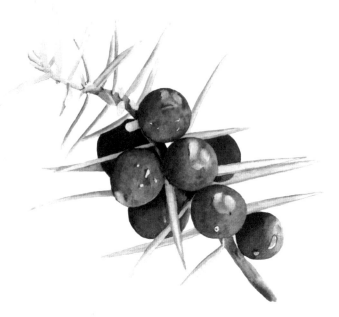

英文俗名	Juniper berry	保存期限	約一年以內
拉丁學名	*Juniperus communis*	使用禁忌	孕婦、幼童、腎臟病患避免使用
蒸餾部位	果實及葉	適用	中油性、混合性肌膚
植物科別	柏科	特性	利尿、體內排毒、油性肌膚調理
PH 值	3.3-3.6	香氛複方代表	中油性肌膚精華露、頭皮精華露

小分享

　　杜松漿果具有較強的利尿功能，適合用來處理身體水腫、水分滯留的問題，它能使肌肉組織收縮，同時擠壓出細胞間隙的水分。當我久坐於電腦前工作時，通常會導致下半身容易水腫的狀態，杜松純露是我工作時必備的純露選項之一，但睡前 2 小時就應避免飲用，以免半夜起床上廁所影響睡眠。

　　它喝起來的口感有些苦澀，如果調和絲柏純露、薄荷純露及鼠尾草純露飲用，能促進體內循環、排毒。它也適合用於油性肌膚或毛細孔粗大的肌膚問題。調和羅馬洋甘菊純露作為面膜當作週間保養，可幫助調整皮膚過度出油狀況。

　　杜松漿果在個人磁場防護方面有淨化的功能，可以在磁場防護噴霧配方中加入杜松漿果純露保護磁場能量，亦可與絲柏純露交替使用。

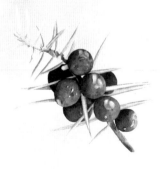

19

茉莉

Jasmine

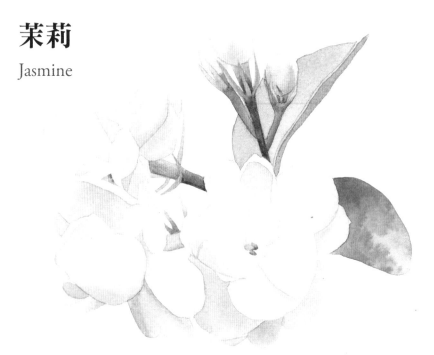

英文俗名	Jasmine	保存期限	約 2 年
拉丁學名	*Jasminum sambac* (小花茉莉) *Jasminum officinale* (藥用茉莉) *Jasminum grandiflorum* (大花茉莉)	使用禁忌	孕婦避免使用
蒸餾部位	花朵	適用	中乾性、敏感性肌膚，油性肌膚可調和使用
植物科別	木樨科	特性	泌尿、生殖系統，催情、安撫神經，壓力相關症候群
PH 值	5.6-6.0	香氛複方代表	乾性、敏感性肌膚精華露，私密噴霧

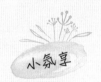

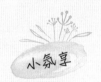

小分享

　　有花中之王稱號的茉莉花，它清香、迷人的香氣使它與玫瑰一樣，都是在市面上造假混充最多的精油，因為它們都是萃取率極低的精油，因此售價都不是太親民。茉莉原精在香水界中有非常重要的地位，關鍵是它有幾個重要的芳香成分「吲哚」、「茉莉酮」及「香葉醇」等等，因此它的香氣優雅細緻，純露也是如此。在某些市售純露中會添加入香精混充，所以選擇一個有認證的品牌是最基本能辨識品質的方式。

　　香氣宜人的茉莉純露製成噴霧用於平日保養，對於生殖泌尿系統發炎有消炎抗菌的功能；或是製成香氣噴霧，在需要時噴灑全身，對於處理壓力型的情緒問題有著極佳的幫助；泡澡時加入 10ml 的茉莉純露於浴缸內泡澡，能有效紓解壓力與幫助放鬆；噴灑於臥室空氣中能夠為夫妻感情加溫。茉莉的香氣是少數男性也能接受的香氛之一，總之我想茉莉的最強功效便是它精緻且脫俗的香氣了。

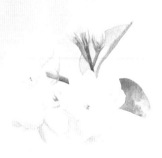

20

檸檬
Lemon

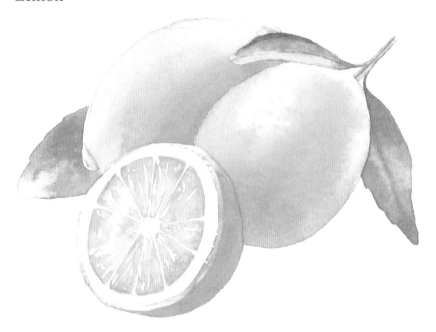

英文俗名	Lemon	保存期限	約一年以上。
拉丁學名	*Citrus limonum*	使用禁忌	無
蒸餾部位	果實	適用	中油性、混合性肌膚
植物科別	芸香科	特性	清除肌膚色素沉澱，去除皮膚油脂污垢，抗菌、軟化及清潔皮膚
PH 值	4.6-4.8	香氛複方代表	油性肌膚精華露

小氛享

　　檸檬純露在市面上較少，因為檸檬多數使用壓榨法萃取精油。檸檬純露能有效防止和消除皮膚色素沉澱，令肌膚變得美白而富有光澤，對於防止蚊蟲也有不錯功能，因此在防蚊液中可添加一些檸檬純露。在處理肌膚問題上，它有極佳的去油功能，因此較適合油性皮膚和混合性皮膚。

　　檸檬有一定的吸光性，因此若添加檸檬純露在保養品當中，建議含量不要超過 30％以上就不太會有光敏性的問題，也不用擔心會曬黑。它清新的氣味適合用來調製空氣香氛或搭配其他純露調和氣味。在飲用水或飲料中噴灑一些檸檬純露，喝起來的口感清新香甜；在一些香水中也常見檸檬純露的蹤跡，也是我個人愛用的純露之一。

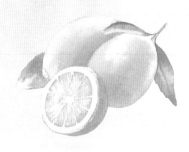

21

真正薰衣草

Lavender

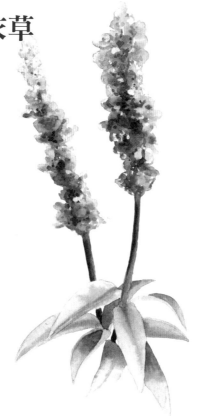

英文俗名	Lavender	保存期限	約 2 年
拉丁學名	*Lavandula angustifolia*	使用禁忌	無
蒸餾部位	花朵	適用	所有類型肌膚
植物科別	脣形科	特性	消除皮膚紅熱、鎮定神經系統
PH 值	5.6-5.9	香氛複方代表	鬍後水，精華露

小分享

　　真正薰衣草純露適合用於各種膚質，它的清新愉悅氣味適合用來製作精華露、化妝水、鬍後水及任何自製保養用品。若擦在臉上，其經典的香味會久久不散，讓人開心一整天。

　　在冬天乾冷的氣候調和金縷梅純露很適合當作敏感肌的化妝水；調和羅馬洋甘菊純露噴灑或濕敷，可改善寶寶尿布疹及紅屁屁的問題。也適合用於製作空間香氛噴霧。製成男性鬍後水，可減緩皮膚因刮鬍子後的紅熱反應。

　　薰衣草純露多數拿來外用，每家廠商所蒸餾的薰衣草純露氣味都不相同，它的香氣比口感優，有些商家的薰衣草純露是帶有臭味的，喝起來的口感不是大眾喜歡的口味，但還是有少數人能接受，例如我就很喜歡喝它。因此氣味與口感真是很主觀的事情。

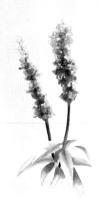

22

香蜂草

Lemon balm / Melissa

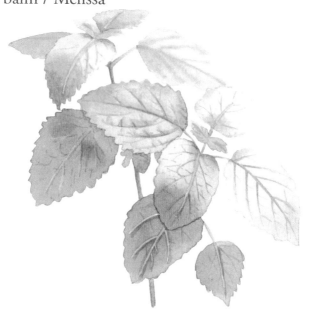

英文俗名	Lemon balm / Melissa	保存期限	約 2 年
拉丁學名	*Melissa officinalis*	使用禁忌	低血壓避免服用
蒸餾部位	全株	適用	所有類型肌膚、敏感性肌膚
植物科別	脣形科	特性	適合敏感性肌膚，皮膚鎮靜、消炎、抗感染、抗菌、抗病毒，抗氧化、水腫
PH 值	4.8-5.0	香氛複方代表	敏感性肌膚精華露

小分享

　　由於香蜂草精油萃取率相當低，所以香蜂草精油售價媲美玫瑰精油，而香蜂草純露和精油有類似的功效售價也較為親民。香蜂草純露能鎮靜皮膚發紅起疹子的過敏現象，有很高的抗氧化功能，能有效改善濕疹的搔癢症狀。

　　製成乳液或乳霜能防止皮膚提早老化；調和羅馬洋甘菊純露濕敷，能鎮靜被曬傷的皮膚；同時適合用於寶寶紅屁屁及尿布疹，是敏感性脆弱肌膚很好的選擇。每天稀釋飲用可改善更年期的情緒煩躁，安撫精神上過大的壓力與平撫煩躁的狀況。

　　想要提升兒童學習專注力及改善小孩過度躁動，可將 15-20ml 的香蜂草加入 1 公升飲用水中每天飲用。香蜂草純露稀釋喝起來是一種甜美柔和的口感，每天加入一點在飲用水中，對於提升免疫力及對抗感染都是不錯的方式。調和金盞花純露或羅馬洋甘菊純露製成保養品，適用於敏感性肌膚或皮膚較薄的脆弱型肌膚；調和肉桂、薄荷純露飲用能處理水腫問題。

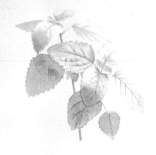

23

椴樹花
Linden / Lime flower

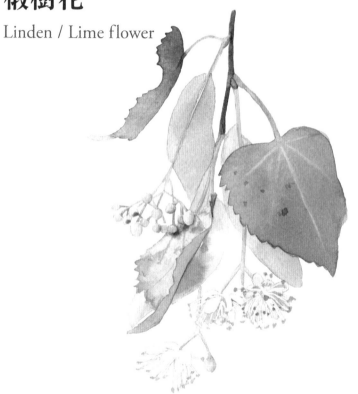

英文俗名	Linden / Lime flower	保存期限	約 1 年
拉丁學名	*Tilia europaea*	使用禁忌	無
蒸餾部位	整株	適用	中、乾性、敏感性肌膚
植物科別	桑科	特性	鎮定安撫神經系統、過敏性體質、過敏性肌膚
PH 值	4.2-4.6	香氛複方代表	頭皮精華露

小分享

　　市面上常見以椴樹花作為香草茶包，因為它是相當好的放鬆型藥草。椴樹花純露可防止皮膚老化、淡化黑斑，能夠鎮定乾性肌膚或處理濕疹搔癢的問題。在神經系統方面，調和薰衣草純露飲用能緩解精神緊張，有鬆弛神經、舒緩失眠、撫平焦慮、安定情緒的功能，能改善頭痛及失眠問題。它也有解熱、消炎的功效，調和金縷梅或迷迭香純露，濕敷可鎮定、舒緩皮膚濕疹。若有脂漏型皮膚炎的頭皮搔癢症狀，其鎮定及輕微消炎的功能能有效改善問題。若要處理寶寶尿布疹、紅屁股、肌膚發紅或起紅疹的問題，除了使用羅馬洋甘菊純露，也可用椴樹花純露代替。成人保養方面，主要用於改善肌膚暗沉的問題，提高肌膚光澤感。

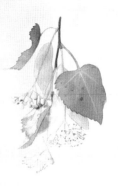

24

檸檬馬鞭草
Lemon verbena

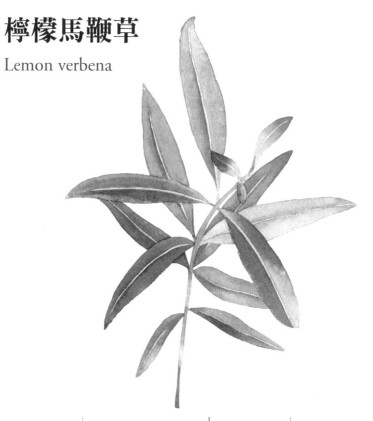

英文俗名	Lemon verbena	保存期限	約一年
拉丁學名	*Lippia citriodora*	使用禁忌	孕婦不宜
蒸餾部位	葉片	適用	中油性、混合性肌膚
植物科別	馬鞭草科	特性	放鬆情緒、消炎、鎮靜神經系統
PH 值	5.2-5.5	香氛複方代表	純露中性淡香水、精華露

小分享

　　檸檬馬鞭草這植物本身帶有檸檬的清香味，因此在歐洲常被用於保養品及清潔用品中增加香氣。用檸檬馬鞭草來泡茶可放鬆精神、鎮定情緒，並舒緩緊繃的肌肉，其純露效果相同。

　　檸檬馬鞭草純露能夠處理壓力和焦慮的問題，由於它具有鎮定神經系統的特性，能夠幫助自律神經系統放鬆。你可以在忙碌一整天後，調和檸檬純露飲用，喝一杯純露飲能夠明顯放鬆腦袋，鬆弛緊繃的肌肉；調和薄荷純露能夠製成好聞的口腔香氛噴霧，消除口腔的氣味，並改善牙齦發炎的問題。若調和矢車菊純露或岩玫瑰純露用於皮膚保養，能夠使肌膚細緻並縮小毛孔；調和薰衣草純露可製成中性氣味的男性鬍後水，歐洲很多的香水品牌喜歡將它調和在香水中，是非常適合用來調香的純露之一。

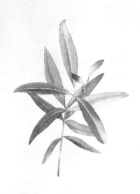

25

檸檬尤加利

Lemon-scented eucalyptus

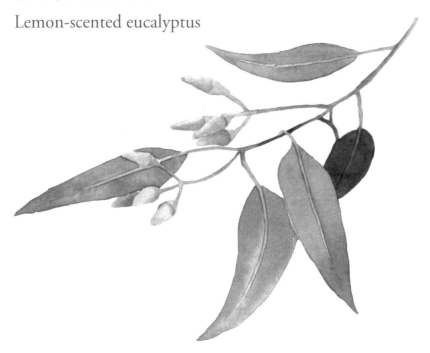

英文俗名	Lemon eucalyptus	保存期限	約 12 個月
拉丁學名	*Eucalyptus citriodora*	使用禁忌	無
蒸餾部位	葉片	適用	較無使用於保養皮膚上
植物科別	桃金孃科	特性	呼吸系統、過敏性鼻炎、提升免疫、骨骼系統消炎止痛
PH 值	4.2	香氛複方代表	保護喉嚨茶飲

小分享

　　我所品嚐的這支檸檬尤加利純露取自台灣中部種植的樹種蒸餾所得，氣味非常濃烈，喝起來有些嗆鼻。也因為它的氣味強烈而能夠驅趕蚊蟲。檸檬尤加利的強項在於處理呼吸系統問題，舉凡咳嗽、感冒或是過敏性鼻炎都適用，只要添加些許純露在平時的飲用溫水中，就能夠改善不適的症狀。而它也是處理骨骼相關炎症的好幫手，例如：關節炎或肌肉僵硬，可用化妝棉將純露濕敷於患處，或者將純露加入泡澡水中，泡澡 15 分鐘，舒緩、放鬆緊繃疼痛的肌肉。調和薄荷純露製成噴霧，可用來淨化空氣。檸檬尤加利和澳洲尤加利一樣非常溫和，適合兒童使用。

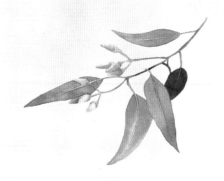

26

香桃木

Myrtle

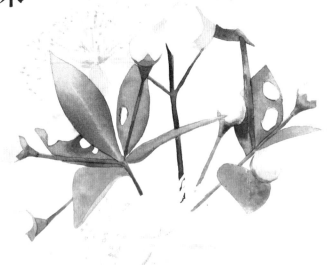

英文俗名	Myrtle	保存期限	約 1 年
拉丁學名	*Myrtus communis*	使用禁忌	無
蒸餾部位	葉片	適用	中油性、混合性肌膚、痘痘型肌膚
植物科別	桃金孃科	特性	分解呼吸系統黏膜、去痰、護眼、皮膚、生殖系統抗菌
PH 值	5.7-6.0	香氛複方代表	鼻腔噴霧

小氛享

　　桃金孃科的香桃木對於呼吸系統極有幫助，這也是多數桃金孃科植物的強項。它具有分解黏液及祛痰的作用，能鎮定咳嗽及鼻腔阻塞的現象。有過敏性鼻炎的人可嘗試調和茶樹純露或薰衣草純露飲用，有助於改善鼻炎症狀。

　　處理眼部疲勞也是香桃木純露的強項之一，可於眼睛疲勞時用化妝棉濕敷於眼皮上，可舒緩眼睛的疲勞；對於陰道的念珠菌感染，調和德國洋甘菊純露或茶樹純露可防護私密處感染。

　　香桃木純露適用於中、油性肌膚，特別是油脂分泌過多或有青春痘困擾的人，它能調節出油過多的問題，可調和天竺葵純露或絲柏純露用於敷臉或製成化妝水，有助於收斂毛孔、消炎、肌膚控油及補水。

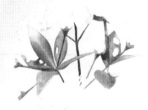

27

橙花

Neroli

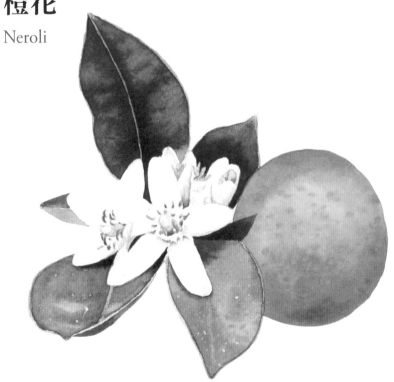

英文俗名	Neroli	保存期限	約 2 年以上
拉丁學名	*Citrus aurantium var.amara*	使用禁忌	無
蒸餾部位	花朵	適用	所有類型皮膚，乾燥型肌膚請調和使用。
植物科別	芸香科	特性	抗憂鬱、敏感性肌膚、生殖系統、皮膚保濕
PH 值	3.8-4.5	香氛複方代表	敏感肌膚精華露

小氣享

　　橙花精油的售價可媲美玫瑰精油，都是價格不斐的精油品項之一，但花朵類精油對於肌膚的保養功效都很棒，例如：保濕、抗皺、抗敏感，因此市售多數保養品都以花朵類精油或其萃取成分添加其中，增加產品功能。但售價高昂讓人卻步，若我們希望得到這些花朵植物的保養功效，選用純露代替是不錯的方式，光荷包就能少負擔一些，還能得到它特有的功能。

　　橙花純露具有放鬆身心的效用，對於憂鬱、情緒、壓力、失眠等中樞神經系統問題有極佳的幫助。橙花純露用於處理脆弱、成熟型肌膚及敏感性肌膚，收斂效果都很不錯。調和波旁天竺葵純露或玫瑰純露便是超優的化妝水。因有著花朵類優雅的氣味，用來製作空間香氛也是很棒，是典雅型的純露品項。

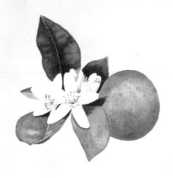

28

野馬鬱蘭

Oregano

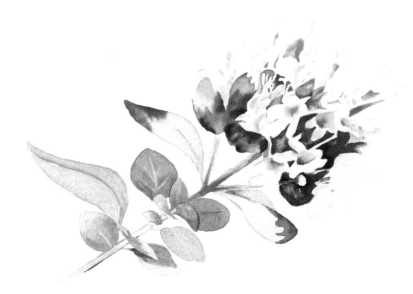

英文俗名	Oregano	保存期限	約 2 年
拉丁學名	*Origanum vulgare*	使用禁忌	較無使用於臉部肌膚
蒸餾部位	整株	適用	中油性、混合性肌膚
植物科別	脣形科	特性	助消化，生殖系統抗菌、抗黴菌、感染、通經
PH 值	4.2-4.4	香氛複方代表	私密噴霧

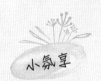

小分享

　　野馬鬱蘭又稱奧勒岡或牛至，是義大利料理不可或缺的重要香料，新鮮的野馬鬱蘭是義大利手工披薩的經典配料之一。野馬鬱蘭純露調和杜松純露稀釋飲用有助於提升免疫功能。在季節交替的日子，調和月桂葉純露稀釋內服可舒緩體質過敏問題；調和德國洋甘菊純露或薰衣草純露及茶樹純露坐浴或噴灑於私密處，對於陰道的念珠菌感染、搔癢、陰道炎等症狀很有幫助。對於私密處保養及消除異味是很好的選擇。調和永久花純露製成漱口水，對於口腔潰瘍、牙齦炎、相關口腔問題很有幫助。每日漱口 2-3 次，也可幫助輕微的喉嚨痛。但氣味也是不屬於好聞的芳香類純露，個人斟酌使用。

29

胡椒薄荷

Peppermint

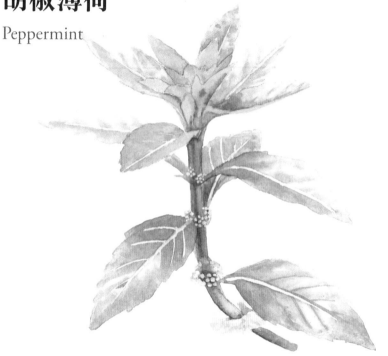

英文俗名	Peppermint	保存期限	約 1 年
拉丁學名	*Mentha piperita*	使用禁忌	孕婦及幼兒建議稀釋使用
蒸餾部位	全株	適用	中油性肌膚
植物科別	脣形科	特性	助消化、提振精神、體內排毒、皮膚消炎、鎮定皮膚搔癢
PH 值	6.1-6.3	香氛複方代表	口氣清新噴霧

薄荷又稱小三草，每每提到薄荷我難免都要談一下這有趣的希臘神話。薄荷的學名「Mentha」是從希臘神話中的妖精曼絲（Mentha）而來。傳說她是冥王哈德斯所鍾愛的女子。有一次，冥后發現 Mentha 在哈德斯懷裡撒嬌，冥后一氣之下便將 Mentha 變成一株生長在地面的薄荷草，生長在地面意指任人踐踏，因此得名小三草，很有趣吧。另外，薄荷在古時的東方國家十分常用，在歐洲也有一千年以上的歷史。古時的希臘男性喜愛塗抹薄荷味的香水以增加魅力，也有文獻顯示古羅馬和希臘人都會以薄荷葉作為浸浴之用，更在埃及的出土文物發現有薄荷的蹤跡。

　　薄荷在助消化、消炎及提神醒腦方面效果極佳。稀釋飲用也有排毒效果。調和檸檬純露作為漱口水有助於改善口臭與口氣不好等一般性口腔問題；15ml 薄荷純露加入 1000ml 飲用水平日飲用，有助於腸胃道消化問題。也是防蚊液可選用的純露選項之一。適用於處理油性及青春痘肌膚，濕敷可以改善發炎的痘痘。在每天早上喝一杯稀釋的薄荷純露，可提振一整天的精神，也幫助身體排便。天氣熱或下午昏昏欲睡時噴灑一些薄荷純露在臉上可快速提振精神。在夏天可製成薄荷純露冰塊加入飲品中，將另有一番風味。

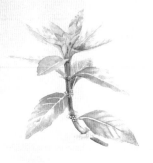

30

紫錐花

Purple coneflower

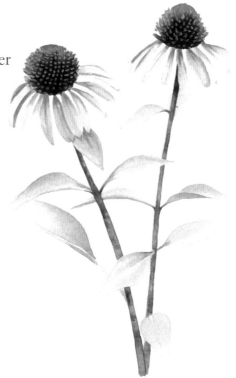

英文俗名	Purple Coneflower	保存期限	約 12 個月
拉丁學名	*Echinacea purpurea*	使用禁忌	紅斑性狼瘡患者不適用內服
蒸餾部位	整株	適用	痘痘型、油性肌膚、敏感型肌膚
植物科別	菊科	特性	抗菌、抗發炎、抗感染、提升免疫，促進傷口癒合
PH 值	3.9	香氛複方代表	抗菌噴霧

小分享

　　紫錐花具有抗菌、抗感染的作用，早期是印第安人在野外用來治療蟲蛇咬傷，以及用於皮膚上的傷口治療。他們也將紫錐花根部放在口中嚼碎，用於治療喉嚨痛或牙痛，服用後可快速提升免疫系統的抗病原能力，適合用於被病毒感染初期使用。在草藥醫學很發達的德國，紫錐花萃取物已是一個很普遍使用在自然醫療的處方成分，北美地區更是把紫錐花當做感冒的第一治療防線。臨床研究發現，紫錐花萃取物中的多醣體及多酚化合物成分，會提升體內免疫細胞的數量及活性。因此紫錐花被大量使用在健康保健食品中，用於提振免疫力行銷全球，是相當受到重視的一種菊科植物。

　　美國 University of Florida 的研究員以大學生為研究對象，一連四天讓這些大學生服用紫錐花，並抽取他們的血液檢查白血球。四天之後，這些研究員發現到這幾位大學生的白血球殺死細菌的能力，竟提升至四倍左右，因此研究員表示，紫錐花對提升免疫力確實有很大的幫助。

　　在感冒初期，將紫錐花純露加在溫熱水中飲用能舒緩感冒不適的症狀。針對發炎的痘痘型肌膚濕敷，能舒緩皮膚發炎發紅的症狀。也可添加在防蚊液中或用於蚊蟲咬傷的皮膚，具止癢與抗發炎的效用。

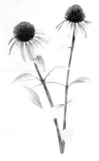

31

羅馬洋甘菊

Roman chamomile

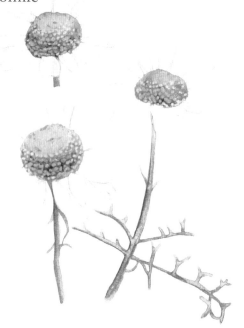

英文俗名	Roman chamomile	保存期限	約二年
拉丁學名	*Chamaemelum nobile*	使用禁忌	無
蒸餾部位	花朵	適用	中油性肌膚。乾性皮膚請調和使用。
植物科別	菊科	特性	抗發炎，鎮靜安撫皮膚紅疹，粉刺、曬傷、穩定神經系統
PH 值	約 3.0-3.3	香氛複方代表	寶寶尿布疹噴霧

小分享

羅馬洋甘菊純露最為人所知的是其溫和性，是非常適合嬰幼兒的純露之一，但它的氣味有些小孩不太喜愛，所以最好搭配其它純露給小孩使用，像是加薰衣草或香蜂草。

羅馬洋甘菊是功能最多的純露之一，另兩種為薰衣草及香蜂草純露。羅馬洋甘菊對於處理神經系統的壓力，例如放鬆、失眠、易怒、暴躁等情緒問題幫助很大，若平日需要提神時可調和香蜂草或是杜松純露。洋甘菊對於皮膚護理效果很不錯，它能鎮靜發紅、過敏、粉刺、痱子等皮膚的症狀，也可處理皮膚燙傷及曬傷。它收斂的效果頗強，所以若是極乾燥性肌膚，就不可長期單獨使用洋甘菊，若要處理油性或青春痘型肌膚可搭配橙花純露使用。調和金縷梅純露或天竺葵純露則對於成熟性或乾燥性肌膚非常適合。針對敏感性肌膚問題及幼童脆弱肌膚比德國洋甘菊來得溫和。

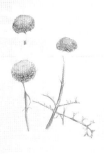

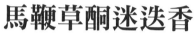

32

馬鞭草酮迷迭香

Rosemary verbenone

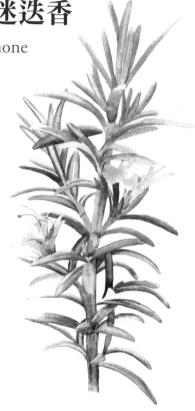

英文俗名	Rosemary verbenone	保存期限	約 1 年
拉丁學名	*Rosmarinus officinalis CB*	使用禁忌	孕婦及 3 歲以下幼童
蒸餾部位	整株	適用	中油性、混合性肌膚。
植物科別	脣形科	特性	皮膚收斂、助消化、集中注意力、幫助記憶
PH 值	4.5-4.7	香氛複方代表	頭皮保養精華露

小分享

迷迭香是烹飪料理很常用的香草植物，根據芳療歷史記載，匈牙利皇后因為用了迷迭香製成的回春水，重拾癱軟四肢的活力，恢復了青春。因此，迷迭香在各大香水配方中都可見到它的足跡。在芳香療法中，它也被稱為「記憶之神」，經常用於需要集中精神使用，遇到考試前想專心念書或工作想增加效率時，可以用迷迭香精油來薰香，或用植物油稀釋，然後擦拭於太陽穴、胸腔及後背處，幫助自己集中注意力。

在飲用純露方面，飲用馬鞭草酮迷迭香純露能夠有效保養肝臟。外用上，它適合處理油性肌膚或青春痘這類的皮膚問題。洗臉後，可將 5ml 的馬鞭草酮迷迭香純露加入至 50ml 溫熱水中充分攪拌混合，再將毛巾浸泡其中，趁溫熱在臉上濕敷，能將毛細孔中的污垢浮上皮膚表面，並且疏通阻塞的毛孔。濕敷完再用清水將臉洗乾淨即可。另外，平時單用馬鞭草酮迷迭香純露濕敷或噴灑於皮膚能夠鎮定皮膚敏感的狀況。

還能調和玫瑰天竺葵、香蜂草、檸檬純露製成保養化妝水，每天使用能夠幫助皮膚緊實、抗皺、縮小毛孔。它也是保養頭皮的絕佳純露，能夠改善因脂漏性皮膚炎而產生的頭皮癢或頭皮出油的問題。也因為它有收斂皮膚的效果，以及受人歡迎的清涼氣味，在市面上許多洗髮精的成分裡都可以看見它。

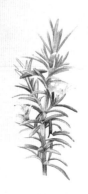

33

大馬士革玫瑰

Damask rose

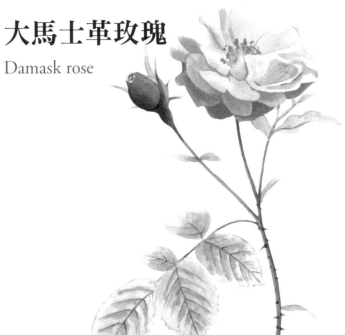

英文俗名	Damask rose	保存期限	約 2 年
拉丁學名	*Rosa damascena*	使用禁忌	無
蒸餾部位	花	適用	所有類型肌膚
植物科別	薔薇科	特性	皮膚收斂、保濕、除皺、經前症候群、平衡賀爾蒙、女性內分泌、更年期情緒、自律神經系統平衡、消除焦慮情緒
PH 值	4.1-4.4	香氛複方代表	精華露化妝水

小分享

有「百花之后」之稱的玫瑰，其精油十分昂貴，用純露來代替是很經濟實惠的選擇，它們的效果不相上下。但要注意的是，市面上販售的玫瑰精油或玫瑰純露有很多都是人工的，必須慎選品牌和店家。

一旦你用過純正的玫瑰純露後就會發現這香氣多麼美，光是它的香氣就可勝過它的所有功效了，它與原生花朵的香氣很接近，高貴的玫瑰純露經稀釋過後香氣更優雅細緻，玫瑰純露幾乎可以解決女性的所有生理困擾，像是經痛、經前症候群、內分泌系統、更年期、平衡賀爾蒙等問題。調和鼠尾草純露、永久花純露和天竺葵純露，用溫水稀釋飲用，同時塗抹「舒緩經痛香氛油」（見第 310 頁）於下腹，再搭配熱敷肚子，可有效減緩經痛問題，這配方也能夠解決更年期失眠問題。

玫瑰純露非常適合用來保養肌膚，它是極優秀的保濕劑，能夠持續鎖住皮膚的水分，也有抗皺、收斂、淨化、亮白的功效。特別適合使用在乾性、成熟性、敏感性肌膚上。在情緒方面，當你需要安撫自己時，可以將玫瑰純露當作香氛噴霧，噴灑一些在自己的身上，其香氣能夠平撫內心的焦躁。我認為每個女性都應該有一瓶玫瑰純露，讓自己每天都可以保持在最佳狀態。

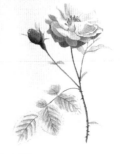

34

岩玫瑰

Rock rose

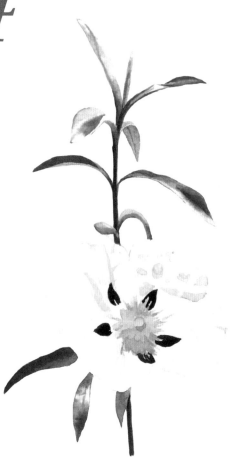

英文俗名	Rock rose	保存期限	約 2 年
拉丁學名	*Cistus ladanifer*	使用禁忌	無
蒸餾部位	葉片	適用	所有類型肌膚
植物科別	半日花科	特性	皮膚收斂、抗皺、抗菌、生理期問題、經血過多
PH 值	2.9-3.1	香氛複方代表	抗皺精華露化妝水

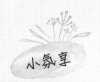

小分享

岩玫瑰純露有一點藥草的氣味，屬於中性的香氣。在所有純露中，岩玫瑰純露是 PH 酸鹼值最低的，也代表其酸度最高，所以保存期限也較長。它能夠有效收斂皮膚、調理粗大毛細孔、幫助肌膚抗皺。適合使用於成熟性、脆弱性肌膚，可以調和檀香純露，每週用這個配方濕敷，當作週期的抗皺保養療程。如果有生理期經血過多的情形，岩玫瑰純露能夠幫助止血。你可以在月經前一週，調和岩玫瑰和絲柏純露各 10ml，加入 1000ml 稀釋飲用，每天分 2 次喝完，持續至月經期結束。請觀察自己身體的變化，適當調整飲用濃度和份量。另外，岩玫瑰純露調和羅馬洋甘菊純露，可以製成好聞的男性鬍後水，它的香氣也很受男性歡迎。

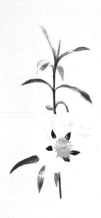

35

紅檜

Red cedar

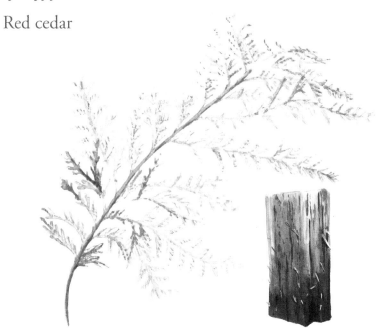

英文俗名	Red cedar	保存期限	約 18 個月
拉丁學名	*Chamaecyparis formosensis*	使用禁忌	無
蒸餾部位	全株	適用	中油性、混合性肌膚
植物科別	柏科	特性	祛痰、喉嚨痛、皮膚感染、抗黴菌、消炎、收斂皮膚、利尿、體內排毒、助循環
PH 值	4.7-4.8	香氛複方代表	空氣淨化噴霧

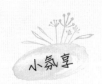

　　紅檜純露主要的功能表現在呼吸系統上，是保養支氣管的很好選擇，用溫水稀釋內服，能夠有效舒緩喉嚨的輕微疼痛或聲音沙啞，也能夠幫助喉嚨祛痰。通常用在舒緩感冒前期的輕微不適，平常感到喉嚨有些卡卡時，我也會加一些在飲用水中。另外，紅檜純露也能夠幫助體內排毒，促進身體代謝能力。

　　在皮膚方面，紅檜純露能夠舒緩青春痘、尿布疹、皮膚發紅敏感的問題，添加在頭皮按摩噴霧中可減少頭皮出油，平衡油脂分泌，這是木質系純露的特性。在調香方面，由於紅檜純露屬於基調的香氣，適合用來做中性調的古龍水。其木質類香氛用於淨化空氣也是不錯的選擇。

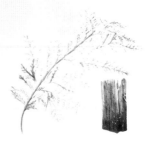

36

鼠尾草

Sage

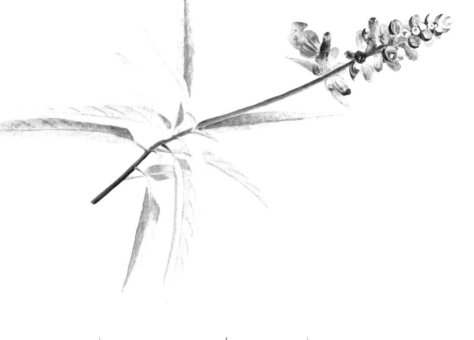

英文俗名	Sage	保存期限	約 2 年
拉丁學名	*Salvia officinalis*	使用禁忌	孕婦、小孩、年長者、高血壓患者不適用
蒸餾部位	整株	適用	中油性、熟齡肌膚
植物科別	唇形科	特性	生殖系統抗菌、平衡賀爾蒙、祛痰、集中精神
PH 值	3.9-4.2	香氛複方代表	經痛飲品

小氛享

　　鼠尾草（Sage）的拉丁學名 Salvia 有「拯救」的含義。它與快樂鼠尾草（Clary Sage）的功效完全不同，最大的區別是，鼠尾草用於「提振精神」，而快樂鼠尾草則用於「放鬆精神」。在歐洲，鼠尾草是很常見的植物，像是在法國不論是公園或路邊都可看到種植大量的鼠尾草。

　　鼠尾草純露稀釋於飲用水中內服，非常適合用來做一週的排毒療程，1 天至少喝 2 次，還能夠化解體內黏液，例如：鼻涕、痰液，鼻炎、支氣管炎。亦可在喉嚨不舒服時加強噴灑於口腔內。它也能夠改善更年期的熱潮紅或月經期的水腫問題。

　　其優秀的抗菌、消炎能力，很適合當作漱口水來保健口腔、防止牙齦炎，也能夠當作女性私密處噴霧，預防感染、對抗黴菌、念珠菌感染的問題。調和真正薰衣草純露可製成隨身攜帶的口氣清新噴霧。

　　對於皮膚方面，則適合中油性、熟齡性肌膚，鼠尾草純露是一種強效的抗氧化劑，對於收斂皮膚、肌膚抗皺、抗老化效果不錯。整體來看，是一個功能多元的純露品項。

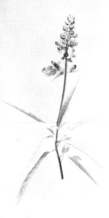

37

聖約翰草

St. John's wort

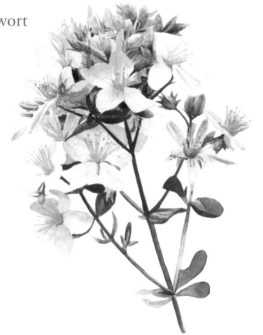

英文俗名	St. John's wort	保存期限	約 1 年
拉丁學名	*Hypericum perforatum*	使用禁忌	與憂鬱症藥物、抗凝血劑、口服避孕藥、免疫抑制藥物會產生交互作用
蒸餾部位	花朵	適用	適用所有類型肌膚
植物科別	金絲桃科	特性	鎮定神經、舒緩情緒、肌肉放鬆
PH 值	4.5-4.6	香氛複方代表	肌肉痠痛

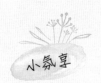

聖約翰草是一種舒緩緊張與抗憂鬱的著名藥草，純露有一些相同的效果，在芳香療法上，大多以植物製作浸泡油的方式使用，浸泡出的顏色是極美的紅寶石色。在肌肉痠痛或扭傷時，塗抹聖約翰草浸泡油或濕敷純露都能夠有效舒緩疼痛。

在皮膚方面，聖約翰草純露能夠使肌膚柔嫩，並使肌膚淨白，適合製成嫩白化妝水。調和永久花純露，濕敷皮膚能夠明顯淡化疤痕、改善痘疤，讓肌膚細胞再生；調和絲柏純露，可以製成頭皮精華露，洗完頭後，噴在頭皮上，對於調理頭皮屑，減緩頭皮搔癢症狀很有幫助。

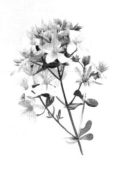

38

檀香

Sandalwood

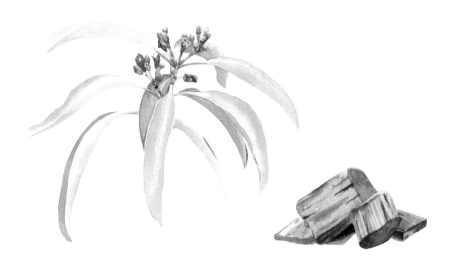

英文俗名	Sandalwood	保存期限	約 2 年
拉丁學名	*Santalum album*	使用禁忌	無
蒸餾部位	木質	適用	所有類型肌膚
植物科別	檀香科	特性	皮膚收斂、鎮靜、消炎，空間淨化
PH 值	5.9-6.0	香氛複方代表	磁場淨化噴霧

檀香純露的香氣偏中性、屬木質調的原木清香。目前印度政府積極保育東印度檀香，因此檀香純露和精油一樣罕見，市面上也易出現參混化學成分的假貨。我建議檀香純露以外用為主，它對於保養皮膚的效果卓越，尤其針對敏感、脆弱性肌膚或乾燥性肌膚，很適合製成化妝水，以濕敷的方式可以處理發紅、濕疹、乾癬、粉刺等。

調和大西洋雪松純露製成頭皮精華露，能夠有效處理中、油性髮質或頭皮的脂漏性皮膚炎問題，鎮定並舒緩搔癢的頭皮。檀香純露也適合製成男性鬍後水，中性的木質香很受男性喜愛，當成淨化噴霧用於噴灑空間能夠淨化磁場、淨化空氣，對於情緒與心靈的安撫效果也極好。噴灑在空氣中可給予人一些穩定的力量，掃除心中的負能量。搭配永久花純露製成漱口水，有效改善牙齦發炎和處理口腔相關問題。

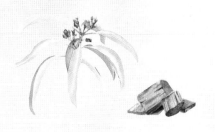

39

蘇格蘭松
Scotch pine

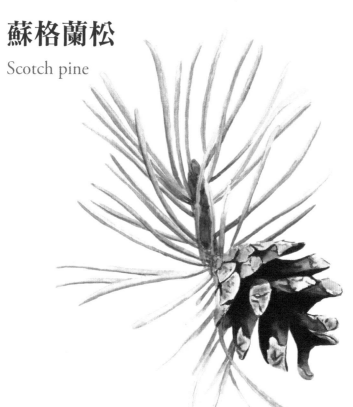

英文俗名	Scotch pine	保存期限	約 2 年左右
拉丁學名	*Pinus sylvestris*	使用禁忌	無
蒸餾部位	針葉	適用	中、油性、混合性肌膚
植物科別	松科	特性	提振免疫系統、呼吸系統、去痰
PH 值	4.0-4.2	香氛複方代表	能量噴霧

蘇格蘭松也被稱為歐洲赤松,其純露具有殺菌、抗菌的效果,對於內分泌系統有溫和的類賀爾蒙功效,並且是有效的免疫系統提振劑。在具壓力或感到筋疲力盡時,將它當作能量噴霧使用,能在生理或精神上感到又再度充滿活力。

調和香桃木純露對於支氣管方面的問題有不錯幫助;如果因空氣髒污而引發的過敏問題,可調和尤加利純露噴在口罩內,舒緩呼吸系統因空氣汙染所帶來的不適。這也是木質系純露本身多數就具有的類森林淨化功能。

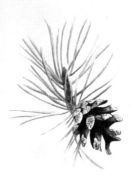

40

茶樹
Tea tree

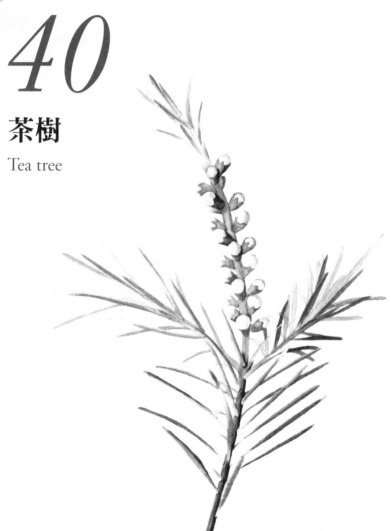

英文俗名	Tea tree	保存期限	16 個月左右
拉丁學名	*Melaleuca alternifolia*	使用禁忌	無
蒸餾部位	葉片	適用	通常不使用於臉部肌膚
植物科別	桃金孃科	特性	抗菌、抗病毒
PH 值	3.9-4.1	香氛複方代表	私密噴霧

小分享

茶樹精油最為人所知的強項便是抗菌、抗病毒的功效了，茶樹純露的功效相同，茶樹是處理黴菌感染問題極好的配方選擇之一。調和薄荷純露，稀釋製成漱口水，可用來保健口腔；感冒喉嚨痛時，用來漱喉嚨也能舒緩不適。若調和迷迭香純露，並加入幾滴尤加利精油製成噴霧，可以改善鼻子過敏和鼻塞，噴灑於鼻腔內會讓呼吸順暢一些。

內用來說，它的口感並不討喜，甚至有點嗆鼻的感覺。所以大多會以外用為主，很適合用來製成防護私密處的噴霧，處理泌尿生殖系統感染、白色念珠菌、黴菌的問題，但劑量上只需添加 5% 純露即可，以免過度刺激私密部位的肌膚。

若想改善香港腳問題，可將茶樹純露噴灑於腳部及鞋內，並在溫水盆中加入茶樹純露 20-30ml 左右，以及幾滴茶樹精油，每日泡腳 10-15 分鐘。

居家生活方面，平常洗衣服時，加入 5-10ml 左右的茶樹純露於洗衣機內，可幫助衣物抗菌；在擦拭地板時，加入些許茶樹純露能夠做居家防菌，茶樹在生活保健上是應用最廣泛的純露之一。

41

百里酚百里香

Thyme thymol

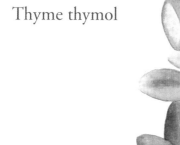

英文俗名	Thyme thymol	保存期限	約 2.6 年
拉丁學名	*Thymus vulgaris*	使用禁忌	孕婦、兒童不宜
蒸餾部位	全株	適用	通常不使用於臉部肌膚
植物科別	脣形科	特性	生殖系統抗菌、抗黴菌、清潔殺菌
PH 值	4.5-4.6	香氛複方代表	私密噴霧、漱口水

小分享

　　百里香是烹飪料理常用的香草植物，在菜餚中噴灑少許百里香純露能夠增添食物的風味。

　　百里香純露具有溫和的抗病毒、抗菌效果，調和檸檬純露，並加入 1 湯匙的蜂蜜混合飲用，可改善感冒前期的輕微喉嚨痛、喉嚨發炎或扁桃腺炎的疼痛及發炎症狀。調和香蜂草純露飲用，對於預防感冒及提振免疫系統有很不錯的幫助。下午昏昏欲睡時，可加入些許百里香純露至飲用水中，可提振精神。

　　百里酚百里香純露是所有純露中抗菌最好的，它的氣味比茶樹溫和許多，如果跟我一樣不太喜愛茶樹刺鼻味的人，可選擇百里酚百里香純露，兩者抗菌功效旗鼓相當。調和薄荷純露或金縷梅純露製成漱口水，可處理口角炎或牙齦發炎問題。對於各種形態的抗菌、抗病毒問題，它都能有效改善，因此也常來處理私密處感染的問題。

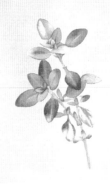

42

金縷梅
Witch hazel

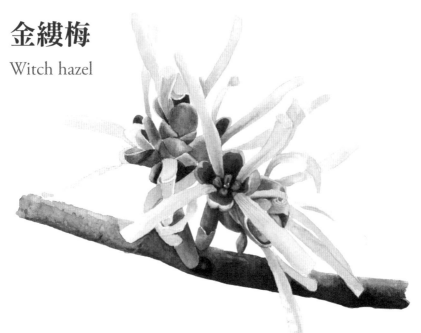

英文俗名	Witch hazel	保存期限	約 8-12 個月
拉丁學名	*Hamamelis virginiana*	使用禁忌	腎臟病患及 5 歲以下幼童避免使用
蒸餾部位	枝葉	適用	所有類型肌膚
植物科別	金縷梅科	特性	水腫、痔瘡、喉嚨痛、強效抗氧化功能、皮膚搔癢、腫脹、皮膚脫皮、龜裂、促進傷口結痂、靜脈曲張、皮膚收斂。
PH 值	4.0-4.2	香氛複方代表	純露漱口水

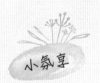

小分享

　　我覺得金縷梅純露的氣味聞起來很像茶葉的味道，同時帶些木質調的香氣。有感冒前症狀、喉嚨輕微疼痛時，調和絲柏純露飲用對於舒緩喉嚨疼痛效果極佳，氣味也好喝，是接受度蠻高的純露品項。

　　它的抗氧化效果極強，調和岩玫瑰純露或玫瑰純露、天竺葵純露，加入任何保養品中，都非常適合熟齡肌膚的保養，有優秀的抗老化功效。濕敷皮膚時，用來處理濕疹、乾癬、發紅、搔癢、脫皮，也可以調和羅馬洋甘菊純露，對於被蚊蟲叮咬後的紅腫癢反應有消炎效果。在處理痘痘型肌膚，也可搭配金縷梅純露幫助皮膚抗發炎、收斂毛孔。

　　它還有抗菌收斂的功能，用來製成男性鬍後水，或調和薄荷純露製成漱口水，也能保健口腔健康。

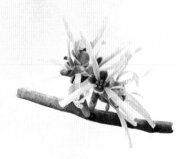

43

野生胡蘿蔔籽

Wild carrot seed

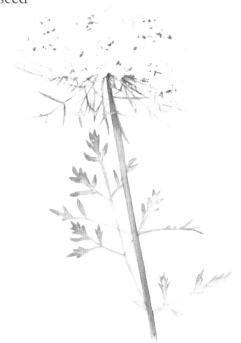

英文俗名	Wild carrot seed	保存期限	約二年。
拉丁學名	*Daucus carota*	使用禁忌	無
蒸餾部位	種籽	適用	中油性肌膚
植物科別	繖形科	特性	鎮靜皮膚，體內排毒，抗發炎，舒緩刺激、搔癢。
PH 值	3.8-4.0	香氛複方代表	男性鬍後水，精華露

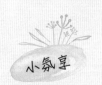

小分享

　　胡蘿蔔籽純露的氣味溫和、溫暖、柔美，這氣味真的很難形容，屬於較中性的氣味，對於男性或女性接受度都極高，也是我個人常用的純露選項之一。

　　胡蘿蔔籽純露是取自胡蘿蔔在開花結籽後的種子來蒸餾，胡蘿蔔籽對於舒緩皮膚濕疹、發炎幫助很大。具有輕微的利尿功能，內服可用來排毒或做作為體內清潔，在大吃大喝後，很適合喝一杯胡蘿蔔籽純露調和芫荽籽純露，促進腸胃蠕動及幫助消化。

　　在皮膚方面，能夠舒緩皮膚出疹、發炎，鎮靜濕疹、淡化斑點。調和薰衣草純露製成鬍後水，促進皮膚表皮細胞新生，也可舒緩皮膚除毛後的灼熱感。調和西洋蓍草純露可鎮定青春痘、丘疹發紅的肌膚狀態。在食用上，噴灑些許純露在菜餚上，或加入果汁、飲品內，別有另一番風味。

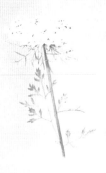

44

依蘭

Ylang ylang

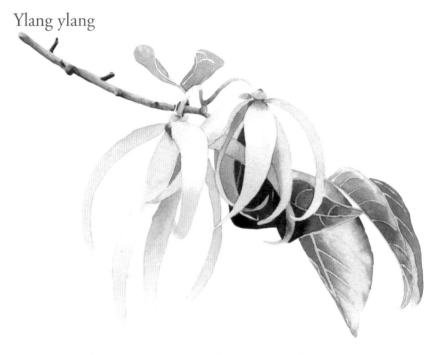

英文俗名	Ylang ylang	保存期限	約 1 年
拉丁學名	*Cananga odorata*	使用禁忌	無
蒸餾部位	花朵	適用	中、乾性肌膚。油性肌膚可調和使用。
植物科別	番荔枝科	特性	催情、抗焦慮、憂鬱、壓力、缺乏熱情、皮膚保溼、抗皺
PH 值	4.8-5.0	香氛複方代表	情感加溫淡香水

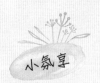

小分享

　　依蘭花又稱為「香水樹」，是著名的催情花朵，個人認為它的香氣屬於野艷型，濃郁且持久。依蘭花的濃烈香氣能讓人情深意動，非常適合愛戀中的男女或夫妻。某些國家的新婚風俗裡會習慣放上新鮮的依蘭花在新人的床上，有助於催孕及催情之效。依蘭花甜美的花香味同時也是香水重要的原料之一。在皮膚方面，有強大的保濕功能，對熟齡及粗糙型肌膚是很好的補水選擇。

　　依蘭純露對於紓解壓力有不錯的功效，在泡澡時加入 20-30ml 的依蘭純露能夠放鬆、紓緩焦慮的情緒；調和檸檬純露製成噴霧，在情緒低落時噴灑自己全身，具有消除憂鬱和抗焦慮的效果。

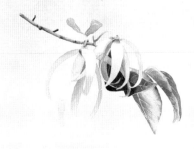

45

西洋蓍草
Yarrow

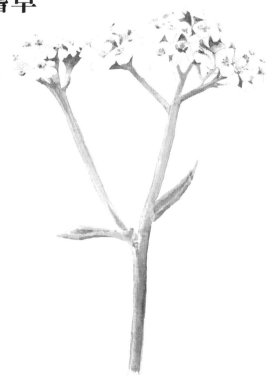

英文俗名	Yarrow	保存期限	約 2 年
拉丁學名	*Achillea millefolium*	使用禁忌	孕婦不宜
蒸餾部位	整株	適用	中油性、混合性肌膚
植物科別	菊科	特性	平衡女性荷爾蒙，體內清潔，皮膚收斂
PH 值	3.6-3.9	香氛複方代表	體內排毒療程、鬍後水、生殖泌尿系統抗菌

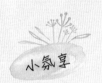

　　西洋蓍草純露是極好的消化輔助劑，且解毒效果良好、性質溫和。調和馬鞭草酮迷迭香純露可做體內清潔療程；調和羅勒純露各15ml，並加些蜂蜜，內服 3 週，三餐飯後各服用一次，能夠幫助排便，緩解便秘的症狀，也可能有助於減肥；調和玫瑰純露或橙花純露各 15ml 內服，進行 3 週的調養療程，每天服用一次，能夠緩解更年期症候群及經前症候群。

　　調和絲柏純露用於坐浴，能夠幫助靜脈收縮、消除痔瘡。它具有輕微的殺菌消毒效果，能有效清潔傷口、幫助止血。

　　皮膚方面，調和羅馬洋甘菊純露用於濕敷，可緩解及舒緩皮膚搔癢、濕疹症狀。西洋蓍草的能量極高，調和杜松純露，能夠幫助淨化磁場與防護自己的氣場。適用於所有身體系統。在生活應用方面，很適合製成男性鬍後水。

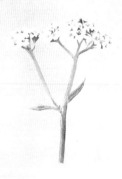

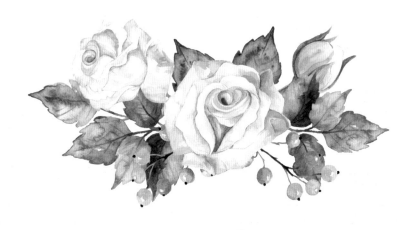

Part

使用基礎植物油之前，
你要知道的 5 件事

① 為什麼我們的皮膚需要油？

　　油與脂肪是人體的一部分，它是人體構造中的必要成分，也是維持生命的要素之一。油與脂肪在身體發育期提供人體所需的能量，尤其在老年期也同樣不可或缺，每一種都有其獨特的組成及功能。

　　植物油內含植物生命能量，會以油或酯的狀態儲存，基礎植物油又稱基底油或基礎油，是透過植物的堅果或種籽經過低溫壓榨（約60 度-80 度 C）的方式萃取，但是有些植物只有在油脂浸泡的過程中才能釋放出其有效成分（例如聖約翰草及山金車），多數的植物油是使用這兩種方式而得的油脂。

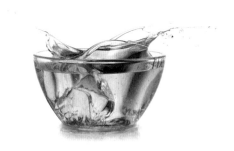

　　植物油是從植物中萃取的脂肪與油類，人體健康除了需要食用好的油脂之外，皮膚更需要好的油脂，優良的植物油擦起來絕對不會黏膩與油膩，應該是很快速被皮膚吸收的才是品質良好的基礎植物油。

　　皮膚如果缺少油脂會出現皺紋或加速皮膚老化的現象，油性皮膚的人雖然臉上總是冒油光但卻是不太容易有皺紋，皮膚相對較是有彈性的，只要做好控油，其實油性肌膚反而是較為有益處的一種膚質，但如果是出油嚴重那就必須考慮是否為皮膚有其它問題，例如濕疹或脂漏性皮膚炎症狀，很多人只注重保濕，殊不知給予肌膚油脂也是相當重要的，人體中皮脂腺是獨立運作，因此只單純給水是不足夠的，

除了平時的飲食中所攝取的油脂之外 也必須額外在每日的保養中給予皮膚優良油脂幫助皮膚油水平衡，達到膚質的完美狀態。

2 基礎植物油特性

· 具滋潤性及延展性
· 具滲透性容易被皮膚吸收
· 具滋養性，能提供皮膚各種不同營養。
· 具抗菌、消炎效果

　　芳香療法所使用的基礎植物油多數是冷溫壓榨或少數暖溫壓榨，以及浸泡油。冷溫壓榨溫度約為 40 度至 60 度，暖溫則為 80 度。溫度會因不同植物的特性而有所不同，以不破壞油質的組成，以及保有原來植物的營養元素為原則。

3 如何辨別油的類型？

· 礦物油：礦物油是分子量較高的碳氫化合物，不同於植物的天然脂質，與植物油有著不同的化學組成，沒有營養價值，一般市售保養品添加礦物油，是為讓產品使用上質感較滑膩好塗抹，但有敏感膚質的人，如果使用了純度不夠的礦物油，則有可能引起過敏反應。

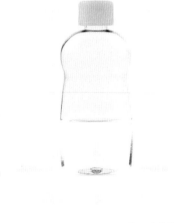

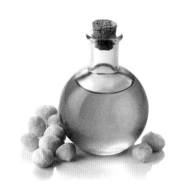

- **植物油：**常見的基礎植物油有，甜杏仁油、玫瑰果油、酪梨油、小麥胚芽油、葡萄籽油、杏桃核仁油……等，都能直接用於按摩身體或用於護膚，不需另加入精油。
- **浸泡油：**因為製作方式的不同，浸泡油有一些不同的特性，某些植物較無法萃取出精油（金盞花、聖約翰草）就以浸泡的方式得到其中的營養及功能價值，通常是浸泡橄欖油或向日葵油居多，給予日照 1 週約 10-12 小時，上下均勻搖晃使植物均勻浸泡。所有植物中溶出的成分包含其精油都會留在基礎油當中，也因此多出某些特有的療效。

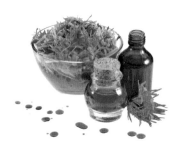

- **有機植物油：**有機植物油只能由經過認證通過的廠商生產、製作，因為有機油品的來源難以確認，每個國家對於有機栽種及有機生產的相關規定都不同，看有機認證是最基本辨識選用的方法。
- **精煉油：**精煉油通常因應大量的市場需求而製造，大多需高溫及添加化學物。大致可分為脫膠、脫酸、脫色、脫臘、脫臭等過程。基底油精煉或未精煉哪者較好，眾說紛紜，精煉油穩定性及保存期限可較長，但未精煉的基底油則保有植物原本的天然成分，但是原物料的萃取方式及過程都影響油的品質，選用上還是選擇較有信譽的廠商比較保險。

基礎植物油依特性分類為：

主要的基礎植物油：可以 100％使用

強化功能基礎植物油：多數使用浸泡油，約佔基礎油 20-25％。

效果功能基礎植物油：加入基礎植物油中將保存期限延長，例如：小麥胚芽油約佔 5-10％。

④ 如何選擇基礎植物油？

· 最好是以冷壓法萃取
· 基礎植物油不能添加任何化學物質或防腐劑
· 味道應是新鮮氣味
· 不應該有混濁的外觀
· 在有效期限內
· 選購小容量，盡快用完。

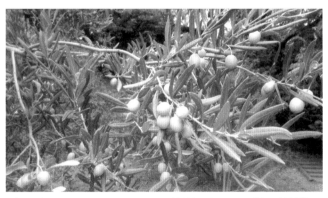

拍攝於法國 aix-en provence，該區種植橄欖聞名，沿途到處是橄欖樹。
是法國重要的橄欖油產區。

⑤ 保存方式

　　芳療使用的植物油多數為小容量、小包裝販售，油品的保存應該放置在陰涼、乾燥的環境中否則容易變質，基底油的包裝儲存最好是玻璃容器，容器若是塑膠易溶出化學物質，使用前先聞聞味道是否為新鮮的氣味，必須有清楚的製造日期及保存期限。如果基底油凝結成塊狀須放置在室溫下讓其自然回溫，不可加熱。基底油的品質與精油品質一樣重要，但市售的植物油混油狀況非常多，選擇一個有認證的品牌會是較好的選擇。

使用提醒：

　　Part4 中所有的基礎油皆可單獨使用於肌膚上，無需另外添加精油使用。若是給兒童或年長者使用香氛保養配方，所使用的精油滴數必須減量一半的用量；如果是嬰幼兒使用，則不需添加精油，直接使用 100 ％ 的植物油使用即可；有關精油劑量建議，在芳療專業人員的指導下，才能使用較高濃度，切勿自行過量使用精油用量。植物油芳療僅提供一種輔助的芳香療法，無法取代正規醫學，若有任何疾病請先就醫後再以芳療作為輔助。

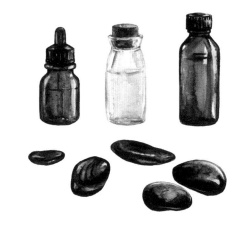

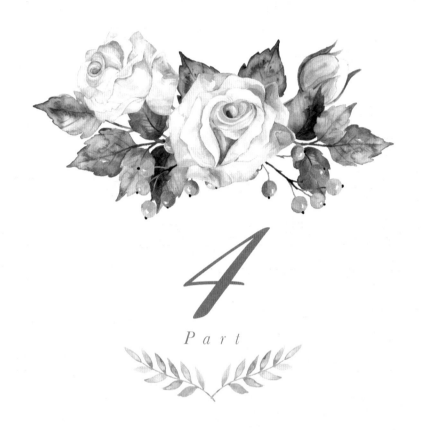

Part

4

基礎植物油個論

01

甜杏仁油

Almond oli (sweet)

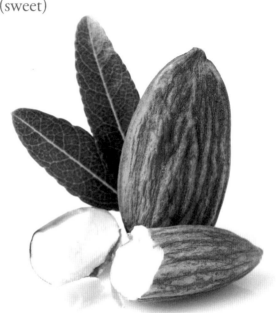

拉丁學名	*Prunus dulcis (Mill)*		
萃取方式	冷壓	穩定性	佳
萃取部位	堅果	適用膚質	混合性、油性、敏感、脆弱型肌膚
成分	油酸、維生素 D、亞麻油酸	使用禁忌	對於核果類過敏者可能有過敏反應
		使用劑量	可 100％單一使用

＊提醒：另有一種來自苦杏仁的基礎油（Prunus amygdalis var.amara,Prunus dulcis var. amara）因為具有毒性，因此不會被使用在芳療上。

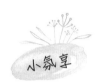

甜杏仁油是最常被使用的基礎油之一，因油酸比例高、延展性很好，多數人用它來做為按摩油使用。甜杏仁油極為溫和，因此連嬰兒都可以使用，甜杏仁油有減緩刺激感及減少疼痛的作用。另外，甜杏仁油相當輕盈、潤滑、是最不油膩的基礎油，是與任何植物皆可互相調配的基礎油。

| 外用 |

非常容易被皮膚吸收，在外用塗抹的質感相當輕盈，對皮膚有保濕與滋潤功能，是一種天然的保濕劑，我已單獨使用甜杏仁油作為每日的保養油至今已維持有2年時間，有時會因為氣候變化皮膚有些敏感紅癢，這時則會添加金盞花油調配使用，能有效的減少皮膚發紅、癢的狀況，適用於各種膚質，也適用於寶寶身上，是保養皮膚或調理問題性肌膚效果很好的植物油。

| 香氛配方 | **敏感、脆弱型肌膚保養油 30ml**

· 甜杏仁油 30ml

· 玫瑰天竺葵精油 1 滴

· 玫瑰草精油 2 滴

· 羅馬洋甘菊精油 1 滴

· 使用方式：使用化妝水後。也可單用保養油，以食指與中指螺旋狀向上拉提皮膚，讓油脂被皮膚吸收為止。（擦於脖子內側或耳後，3 分鐘後無紅腫癢反應，再擦於臉上）

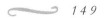

02

酪梨油

Avocado oil

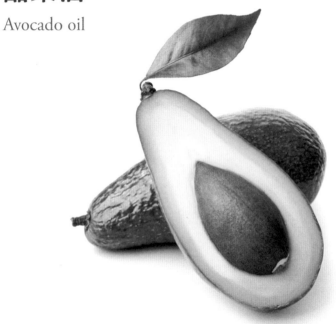

拉丁學名	*Persea americana*		
萃取方式	冷壓	穩定性	佳
萃取部位	果肉	適用膚質	乾燥型肌膚
成分	油酸、亞麻仁油酸、棕櫚油酸、飽和脂肪酸。含大量維他命 A、B、D，E、卵磷脂、β-胡蘿蔔素	使用禁忌	無
		使用劑量	使用時，佔基底油20-25%即可。

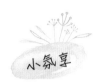

小氛享

酪梨油滋潤性極佳，保存效果良好，在 0 度低溫下會出現些微的混濁現象，甚至會有沉澱物或凝結的狀態，室溫下會恢復液態，但不影響其品質。未精製的酪梨油是深綠色的，芳香療法多數傾向使用未精製的冷壓油。

| 外用 |

具有消炎、淡化皮膚疤痕、軟化皮膚及滋潤抗皺。適合乾燥缺水型肌膚與脆弱型肌膚使用，具有抗氧化效果，能提振免疫系統機能。市售許多的化妝品內都含有酪梨油的成分，因為它對於皮膚有極度滋潤的效果，非常適合作為冬季的保養用油或製成滋潤型面霜。也因為它的油質較為厚重，建議與其它較清爽性油脂調和使用為佳（例如：甜杏仁油或葡萄籽油）。

| 香氛配方 | 乾性肌膚保養油 **30ml**

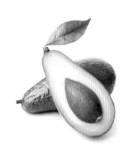

· 酪梨油 6ml

· 葡萄籽油 24ml

· 檀香精油 1 滴

· 玫瑰天竺葵精油 2 滴

· 玫瑰草精油 1 滴

· 使用方式：使用化妝水後。也可單用保養油，以食指與中指螺旋狀向上拉提皮膚，讓油脂被皮膚吸收為止。（擦於脖子內側或耳後，3 分鐘後無紅腫癢反應，再擦於臉上）

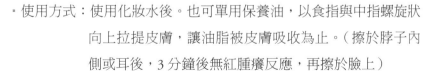

03

摩洛哥堅果油

Argan oil

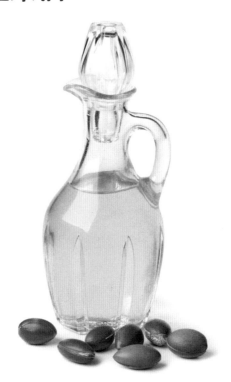

拉丁學名	*Argania spinosa*		
萃取方式	冷壓	穩定性	佳
萃取部位	果仁	適用膚質	各種膚質
成分	成分：α-亞麻酸、油酸、棕櫚酸、次亞麻油酸、亞麻酸	使用禁忌	無
		使用劑量	可100％單一使用

小氛享

很多人稱摩洛哥堅果油為阿甘油，它有相當豐富的維生素 E 和脂肪酸，可以食用，是近幾年來很夯的美容保養級用油。它抗氧化功效極強，因壓榨萃油的步驟多數依賴人力，因此摩洛哥堅果油的售價不算便宜，有北非的液體黃金之稱。

| 外用 |

適用於一般膚質，特別是問題型肌膚，可作為日常保養的用油選項之一，它可增加皮膚抵抗力，給予肌膚滋潤，對於乾燥成熟型肌膚是不錯的選擇。富貴手或腳跟龜裂都適合用它來做為平日的保養，最為著名的則是製成頭皮按摩油，可幫助頭皮舒緩乾燥、發癢；也能減少頭皮屑的現象。對於頭髮本身，純正的摩洛哥堅果油可以修復受損髮質、修護毛鱗片，使髮絲有光澤。近年非常多的護髮、護膚用品都以它來宣稱其產品的成分，但還是需慎選品牌才不會買到混充的油。

| 香氛配方 | **頭皮按摩油 30ml**

· 摩洛哥堅果油 30ml

· 迷迭香精油 8 滴

· 真正薰衣草精油 4 滴

· 綠花白千層精油 3 滴

· 使用方法：取適量用於平日保養，輕柔按摩頭皮，可於按摩後以溫熱毛巾將頭部包起，待至毛巾降溫後沖洗頭髮，對於紓解壓力、放鬆精神也有不錯的幫助。

04

山金車浸泡油

Arnica infused oil

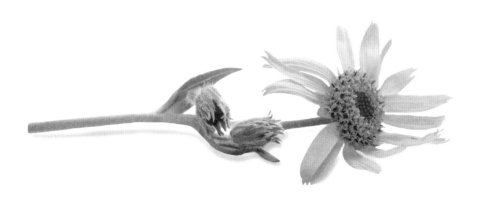

拉丁學名	*Arnica montana*		
萃取方式	浸泡	穩定性	依浸泡的植物油穩定性而定
萃取部位	花朵	適用膚質	各種膚質
成分	百里酚、山金車素、類黃酮	使用禁忌	不可食用、避免用於開放性傷口處，孕婦及幼童不宜
		使用劑量	使用時，佔基底油25-100％皆可。

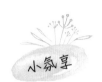

小氣享

山金車花原生於阿爾卑斯山脈，具有毒性不可食，主要用途在外用，強項是肌肉扭傷與散瘀血功能。一般而言山金車是透過浸泡油來取得其藥草的功效，浸泡油製作方式是將乾燥的山金車花朵放入有機的植物油（多為橄欖油或向日葵花油）當中浸泡約 2 星期左右。期間須將罐中的浸泡油上下搖晃均勻進行浸泡，過濾掉花材殘渣後便為浸泡油可使用。山金車浸泡油成分中的百里酚具抗菌、消炎、止痛、止癢的功效，可幫助阻塞淤塞的血液流動，促進血液循環。因此很適合做為按摩油，用於平日的關節保養或肌肉疼痛時做舒緩之用。

| 外用 |

在皮膚的保養來說，山金車浸泡油因它有退散瘀血的功效，因此保養上很適合用於製成眼霜，淡化黑眼圈問題，或製成淡化斑點的乳霜。另也可製成蚊蟲叮咬的止癢膏或痠痛藥膏，作為日常生活使用，是非常實用的基礎油。避免使用於傷口處或皮膚破皮處。

| 香氛配方 | **肌肉痠痛膏 30g**

‧山金車浸泡油 20 克　‧薄荷腦 2 克　　　　‧馬鬱蘭精油 5 滴
‧蜜蠟 8 克　　　　　‧冬青精油 8 滴　　　‧綠花白千層 7 滴
‧製作方式：先將蜜蠟隔水融化，靜置降溫至 40-50 度後加入薄荷腦
　　　　　　及山金車浸泡油，滴入所需精油，倒入容器中，冷卻凝
　　　　　　結後即可完成。
‧使用方法：塗抹於患處，適度按摩，此配方孕婦及嬰幼兒不宜。

05

杏桃核仁油

Apricot kernel oil

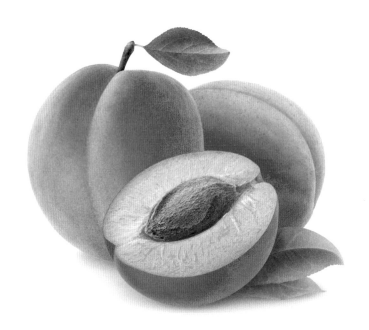

拉丁學名	Prunus armeniaca		
萃取方式	冷壓	穩定性	佳
萃取部位	果仁	適用膚質	所有膚質
成分	油酸、亞麻仁油酸、維生素、蛋白質、礦物質	使用禁忌	無
		使用劑量	可100%單一使用

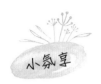

小氛享

　　杏桃核仁油質地細緻且清爽，富含軟化、滋養和修復皮膚的營養成分。特別適合敏感性或油性肌膚，能夠有效保濕、改善皮膚的乾燥問題。適合用來製成保養臉部、身體的配方油或乳液。經常與甜杏仁油混合調配使用，親膚性高，按摩時能夠有效舒緩緊繃的身體。價格略高於甜杏仁油，有舒緩、滋潤、放鬆功效，也可與其他基礎油調和使用。初榨的杏桃核仁油較甜杏仁油濃稠一些，可減少皮膚敏感的搔癢感覺。杏桃核仁油常用在敏感、乾燥和老化的肌膚上，作為護膚保養用。杏桃核仁的果殼最常被研磨後，添加入去角質霜內作為去除角質的成分，是一種天然級的去角質材料。

│香氛配方│足跟去角質保養油 **45ml**

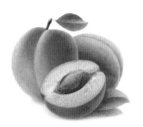

- 杏桃核仁油 30ml
- 核桃粒 15 克
- 雪松精油 10 滴
- 迷迭香精油 10 滴
- 製作方式：將核桃粒加入植物油中，滴入所需精油即可。
- 使用方式：在關節處或足跟以手指畫圈狀藉由核桃粒將老化角質搓掉，進行約 3-5 分鐘後以衛生紙擦拭乾淨即可，之後可擦上乳液或植物油作為保養。
- 備註：使用質地較為清爽的杏桃核仁油製作，可使用在關節處或足跟角質層較厚的部位，於每 2 週進行一次即可。

06

黑種草籽油
Black cumin seed oil

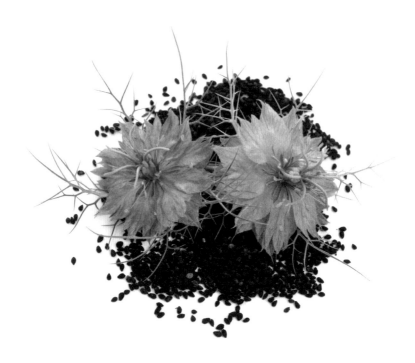

拉丁學名	Nigella sativa		
萃取方式	冷溫壓榨	穩定性	佳
萃取部位	種子	適用膚質	所有膚質
成分	亞麻油酸、油酸、飽和脂肪酸	使用禁忌	無
		使用劑量	可100％單一使用

小氛享

在阿拉伯許多古文獻中，黑種草籽也稱為「被祝福的種籽」。它含有高量的亞麻油酸（Ω6），食用後能夠改善身體發炎，提升免疫力。不過，它會刺激子宮收縮，建議孕婦不要食用。女性有經痛問題，可以用來改善疼痛。

| 外用 |

黑種草油屬於暖性油，處理濕疹發作時的搔癢不適十分好用。有一段時間，我因長時間需要久站，每天下半身嚴重水腫，它成為我使用頻繁的基礎油。你可以每天晚上用來塗抹在雙腳及腿部上，隔天就都能舒緩水腫及雙腳疼痛狀況，非常適合作為水腫排毒的按摩療程基底油。黑種草同時也具有抗黴菌的功能，可以作為改善香港腳的基底油，將調配好的消臭抗菌香氛噴霧（見第 297 頁）噴灑於患處後，再塗抹上薄薄一層黑種草籽油，則能有效改善症狀。

| 香氛配方 | 經痛護理油 **30ml**

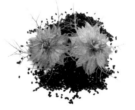

· 黑種草油 30ml

· 綠花白千層精油 2 滴

· 快樂鼠尾草精油 2 滴

· 黑胡椒精油 2 滴

· 使用方式：於月經前 1 週開始使用，每日於早晚塗抹於腹部，月經來時疼痛，可於塗抹護理油後使用熱毛巾熱敷以舒緩疼痛。以上精油配方孕婦及孩童不宜。

07

琉璃苣油
Borage oil

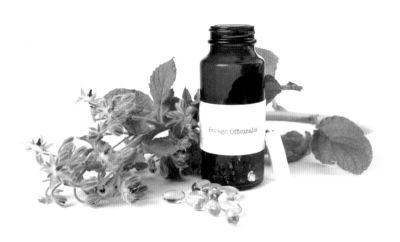

拉丁學名	*Borago officinalis*		
萃取方式	壓榨	穩定性	差
萃取部位	種子	適用膚質	中性、油性肌膚，混合性肌膚、敏感性肌膚
成分	γ-次亞麻油酸（GLA）、亞麻仁油酸、油酸	使用禁忌	無（酸敗速度快）
		使用劑量	使用時，佔基底油10%即可

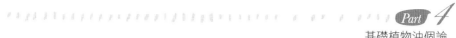
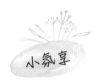
小氛享

　　琉璃苣又稱為「藍星花」。琉璃苣其中所含的珍貴成分——「γ-次亞麻油酸（Gamma-Linolenic Acid）」是月見草油的兩倍，但它的氣味比較重，因此多數製成膠囊狀口服。（GLA 除了母乳外，只存在少數的植物中，例如：月見草、琉璃苣、黑醋粟等。）如果長期缺乏 GLA，最明顯的症狀就是經前症候群（PMS），以及經前乳房嚴重漲痛，或者產生生理痛、更年期症狀等，因此口服琉璃苣油可以改善舒緩女性相關問題。我曾建議學員在經前一週口服琉璃苣膠囊，並塗抹經前保養按摩油，她在當月就改善了嚴重的經前症候群，而且情緒因此比較穩定、減緩情緒莫名劇烈起伏。

│外用│

　　用於皮膚保養對於濕疹、異位性皮膚炎、脂漏性皮膚炎，有不錯的改善，同時它能延緩皺紋與預防細紋產生，可在自有的保養品中添加 5-10％左右使用，可是因琉璃苣油非常容易氧化，建議購買小瓶裝以確保油品的新鮮度。

│香氛配方│**女性經前保養按摩油 30ml**

· 琉璃苣油 10ml

· 榛果油 20ml

· 岩玫瑰精油 10 滴

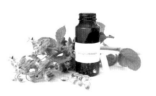

· 快樂鼠尾草精油 10 滴

· 苦橙精油 10 滴

· 使用方式：於月經前 2 週每日塗抹於心輪，輕輕按摩腹部及全身塗
　　　　　　抹後泡澡，效果會更好。

08

胡蘿蔔浸泡油

Carrot infused oil

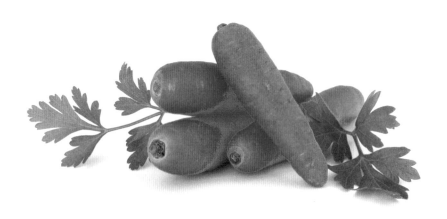

拉丁學名	*Daucus carota*		
萃取方式	浸泡法	穩定性	因浸泡的植物油穩定性而定
萃取部位	根部	適用膚質	各種膚質
成分	油酸、亞麻仁油酸、棕櫚酸、γ-次亞麻油酸。含豐富維他命 A、B、C、D、E、豐富 β-胡蘿蔔素	使用禁忌	無，但過高劑量皮膚會有印漬
		使用劑量	使用時，佔基底油 20-25%即可

小分享

胡蘿蔔浸泡油因含豐富 β-胡蘿蔔素的原因，而呈現漂亮的橘紅色，製作方法大多是將新鮮的胡蘿蔔脫水後浸泡在橄欖油或向日葵油中，經過為期約 3 週浸泡時間後，取出瀝乾胡蘿蔔而得到其浸泡油。胡蘿蔔油以延緩老化作用而聞名，是防曬乳液的成分配方之一，也是皮膚維生素 A 的來源，是處理燒燙傷有效的保養修復油，適合各種膚質使用。

| 外用 |

對於疤痕癒合、皮膚搔癢有相當顯著的功效，也適用於牛皮癬、濕疹的皮膚，能舒緩濕疹搔癢狀況，可延緩老化及成熟型的肌膚產生紋路，尤其是一般難以消除的脖紋，也很有效。具有抗發炎、抗氧化、抗自由基的功效，能夠使肌膚再生、消除疤痕，回復皮膚健康的光澤。特別是針對有老化現象及極乾燥的皮膚，效果非常出色。大多調配其他植物油混合使用，不單一使用。

| 香氛配方 | 除皺細緻保養油 30ml

· 胡蘿蔔浸泡油 6ml

· 甜杏仁油 24ml

· 使用方式：在化妝水後使用，直接塗抹在肌膚及脖子處，輕輕按摩至皮膚吸收為止。

· 備註：浸泡油的顏色會將皮膚和衣物著色，可使用甜杏仁油稀釋。

09

金盞花浸泡油

Calendula infused oil

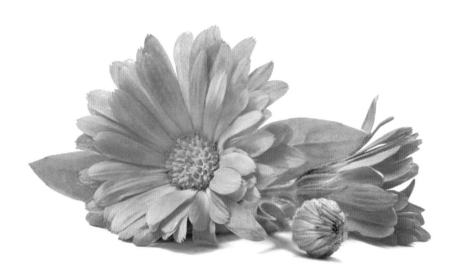

拉丁學名	Calendula officinalis		
萃取方式	浸泡法	穩定性	依浸泡的植物油穩定性而定
萃取部位	新鮮花朵	適用膚質	各種膚質
成分	油酸、亞麻仁油酸、棕櫚酸、硬脂酸	使用禁忌	無
		使用劑量	使用時,佔基底油20-25%即可

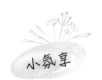

小氛享

　　金盞花為菊科植物，又稱為「金盞菊」。原產於地中海附近國家，屬於一種藥用植物，古人用它作為黃色染劑，用來染布或添加在藥品中。因為金盞花並沒有足夠的油脂可萃取成精油，大多會以橄欖油浸泡乾燥的金盞花瓣製成金盞花浸泡油。

　　金盞花主要強項為消炎、鎮定，處理濕疹、寶寶尿布疹、過敏、搔癢等皮膚問題都有很不錯的效果。同時金盞花浸泡油，被廣泛用於生活中的疑難雜症，如：消毒傷口、止痛、預防傷口感染。針對痘痘肌膚，能夠消炎卻不留痘疤，也常被用來製作成化妝品。

│外用│

　　針對青春痘、臉部泛紅、微血管擴張的問題，能夠讓皮膚消炎。能夠有效修復龜裂的皮膚，非常適合脆弱型、敏感性肌膚、濕疹使用。常添加於各式的化妝保養品中，用於清潔、軟化和舒緩肌膚，並讓臉部肌膚緊實。在美容上，被廣泛當作軟化劑及保濕劑之用。

│香氛配方│**敏感性肌膚保養油 30ml**

· 金盞花浸泡油 5ml

· 榛果油 25ml

· 羅馬洋甘菊精油 1 滴

· 玫瑰草精油 1 滴

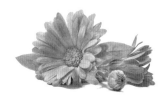

· 薰衣草精油 1 滴

· 萬壽菊精油 1 滴

· 使用方式：在化妝水後使用，直接塗抹在肌膚及脖子處，輕輕按摩
　　　　　　至皮膚吸收為止。

10

椰子油
Coconut oil

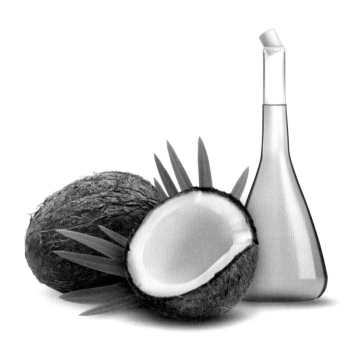

拉丁學名	*Cocos nucifera*		
萃取方式	冷壓,溶劑萃取	穩定性	佳
萃取部位	果肉	適用膚質	各種膚質
成分	月桂葉酸、肉豆蔻酸、棕櫚酸	使用禁忌	無
		使用劑量	可100%單一使用

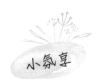

小氛享

　　椰子樹非常具有經濟價值，果實十分堅硬，多數成分是纖維，白色果肉與種子是主要人們拿來使用的部位，外皮纖維的部分也可用來做成草繩、草蓆等相關手工藝品，大多種植在亞熱帶地區。

　　椰子油在 24 度以下會凝結成白色固體，大多數的成分是飽和脂肪酸，油質穩定耐高溫，氧化速度慢、抗酸敗，所以在保存上比較容易。這些年因手工香皂盛行，非常多人使用椰子油製成香皂，椰子油添加在配方中，能夠增加起泡的效果，讓洗感更佳。純正的椰子油會有一股特殊的清香。它在應用上十分廣泛，是化妝品或清潔用品的必需成分之一。

| 外用 |

　　椰子油滲透性很好，容易被皮膚吸收，潤滑性佳，很適合作為按摩油，護髮油中的成分也常見它，所以十分適合作為護髮油配方成分。

| 香氛配方 | 潤唇膏 **6.75g**

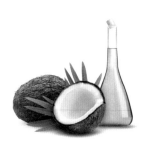

· 蜜蠟 1.5 克

· 椰子油 3.5 克

· 可可脂 1.25 克

· 茉莉花蠟 0.5 克

· 茉莉精油 1 滴

· 製作方式：將可可脂及茉莉花蠟與蜜蠟隔水融化成為液態後，加入椰子油，溫度稍降溫後滴入精油，即可倒入護唇膏管，靜置 10 分鐘左右，變成固態即可使用。

11

山茶花籽油

Camellia oil

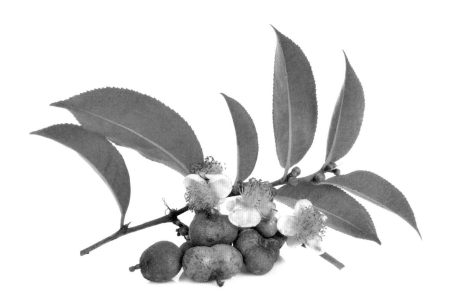

拉丁學名	*Camellia Japonica*		
萃取方式	冷壓	穩定性	佳
萃取部位	種子	適用膚質	所有膚質
成分	油酸 80％、棕櫚酸、亞麻仁油酸	使用禁忌	無
		使用劑量	可 100％單一使用

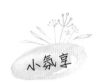

小分享

　　山茶花籽油在台灣又稱苦茶油，在日本稱為椿油，是由山茶花植物種子透過壓榨所得到的油脂。初榨的山茶花籽油呈現鵝黃色，成分中油酸比例高達 80％，表示它的保濕力極高，非常適合用於化妝品中。

│外用│

　　山茶花籽油具有修護及細胞再生的功效，滋潤乾燥龜裂的皮膚或保護曬傷後的脆弱皮膚。而塗抹山茶花籽油，能夠淡化疤痕造成的色素沉澱，以及消除妊娠紋、細紋。用它來護髮的話，頭髮會烏黑亮麗，是很多護髮產品的有效成分。一般也會當成指緣油來保養指甲，或是作為護手霜之用。也可將山茶花油擦在鼻頭、鼻翼兩側的地方，它會軟化皮膚組織、打開毛孔，讓你能輕鬆擠出粉刺。山茶花籽油還有防曬的功能，出門前塗抹能有效隔離紫外線、髒空氣，是一個功能性極佳的植物基礎油。

│香氛配方│嫩白淡斑保養油 30ml

‧山茶花籽油 30ml

‧大馬士革玫瑰精油 2 滴

‧葡萄柚精油 3 滴

‧羅馬洋甘菊 2 滴

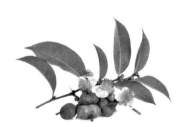

12

可可脂
Cocoa Butter

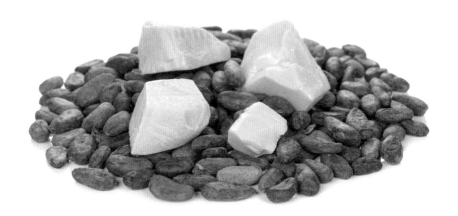

拉丁學名	*Theobroma cacao*		
萃取方式	冷壓	穩定性	佳
萃取部位	果實	適用膚質	所有膚質
成分	棕櫚油酸、硬脂酸、不飽和脂肪酸、油酸	使用禁忌	無
		使用劑量	可100%單一使用

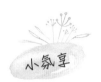

小氛享

　　可可脂是從可可樹的種籽中萃取，含有天然的抗氧化成分，能夠避免油脂本身變質、增加穩定性，因此最長可儲存五年之久。常溫下為固態的一種油脂，有淡淡的巧克力香氣，是製作巧克力的其中一種原料。

│外用│

　　可可脂具有保濕與保護皮膚的功能，多數用來製作化妝品、唇膏、被添加於肥皂、沐浴乳、護膚乳液和面霜等，硬度比乳油木高，低過敏性又不易阻塞毛孔，是運用非常廣泛，也相當受到喜愛的護膚成分。

│香氛配方│可可護手霜 **30g**

· 可可脂 9 克

· 甜杏仁油 7 克

· 玫瑰純露 8 ml

· 乳化劑 2 克

· 蜜蠟 4 克

· 甜橙精油 10 滴

· 薰衣草精油 10 滴

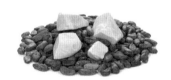

· 製作方式：先將可可脂、蜜蠟隔水加熱溶解成液態後，加入甜杏仁油，再加入玫瑰純露，然後加入乳化劑攪拌。將純露與油脂乳化後，滴入甜橙和薰衣草精油，即可裝入瓶中。

13

玉米胚芽油

Corn oil

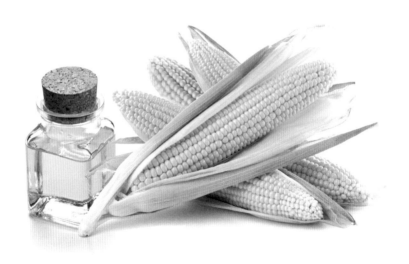

拉丁學名	*Zea mays*		
萃取方式	冷壓	穩定性	尚可
萃取部位	胚芽	適用膚質	所有膚質
成分	棕櫚油酸、油酸、亞麻油酸、飽和脂肪酸	使用禁忌	無
		使用劑量	可100%單一使用

玉米胚芽油在芳療上較少被使用，這種油含有維生素 A、D、E，市面上我們常見多數是用於食用，食用的功能上因成分有豐富的維他命 E 因此有極佳的抗氧化功能，也可以在基底油的調配中作為天然防腐劑搭配使用。玉米胚芽油能輔助降低膽固醇、預防心血管相關疾病，也容易被人體所吸收，是非常適合用於家庭烹飪的一種植物油選項。

| 外用 |

　　玉米胚芽油能提供皮膚滋潤、促進皮膚新陳代謝、增進人體細胞再生與活力，延遲細胞的老化過程。抑制色素斑點、老年斑，減少皺紋。一般會用來加在牙膏、乳液、乳霜等的 DIY 產品中，能夠增加滋潤性，價格也很實惠。

| 香氛配方 | **防皺保養油 30ml**

· 玉米胚芽油 15ml

· 玫瑰果油 15ml

· 波旁天竺葵精油 5 滴

· 黃玉蘭精油 2 滴

· 檀香精油 3 滴

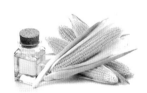

14

月見草油

Evening primrose oil

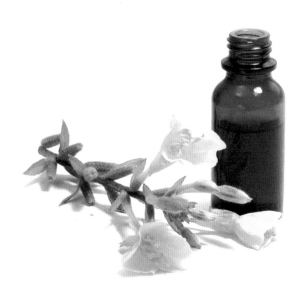

拉丁學名	*Oenothera biennis*		
萃取方式	冷壓	穩定性	差
萃取部位	種子	適用膚質	乾性、敏感性膚質
成分	亞麻油酸、γ-次亞麻油酸（GLA）、油酸、棕櫚酸	使用禁忌	無
		使用劑量	使用時，一般不會超過25%基底油。

小氛享

因為只在晚上開花,見月開花得名月見草,又名晚櫻草。整株植物都可以食用,與琉璃苣一樣因含有較高的不飽合脂肪酸,因此容易氧化,較不穩定,保存的環境很重要,溫度與光線、濕度、氧氣都會影響它的保存期限。它含有的 GLA 成分與亞麻油酸是人體無法自己合成的,必須靠食物取得 GLA,食用月見草油有助於維護關節健康、控制風濕性關節炎,以及預防其它組織的發炎症狀。古印地安人,會用月見草藥來治療皮膚外傷和皮膚炎。另外,也有助於改善女性的經前症候群、內分泌失調、更年期相關問題。

・附註:GLA 全名為(Gamma- Linolenic Acid)γ 次亞麻油酸

| 外用 |

月見草油是異位性皮膚炎的好幫手,能夠調節皮脂分泌與代謝,其保濕、活化皮膚細胞的功能,能夠舒緩濕疹的搔癢、脫皮,也適用乾燥容易脫皮的膚質,能夠修復皮膚發炎的傷口組織。針對輕熟齡的女性,也可在保養品中添加 15-20％的月見草油預防產生皺紋。月見草油易氧化,建議調和甜杏仁油,再加入精油。

| 香氛配方 | **女性心情好蔬食餐**

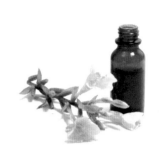

- 羅曼葉或美生菜少許 洗淨
- 小番茄 2 顆 對切
- 綠蘆筍 2 根 燙熟
- 玉米筍 2 根 燙熟
- 芝麻，南瓜籽，葵花籽，核桃 少許
- 水果醋 少許
- 海鹽 少許

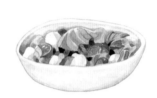

- 檸檬汁 少許
- 月見草油 少許
- 琉璃苣油 少許
- 製作方式：將生菜洗淨後擺盤於底部，將小番茄對切與蘆筍、玉米
　　　　　　筍放置於生菜上，放上芝麻、南瓜籽、葵花籽、核桃，
　　　　　　撒上少許水果醋、海鹽、檸檬汁，加入月見草油及琉璃
　　　　　　苣油少許。

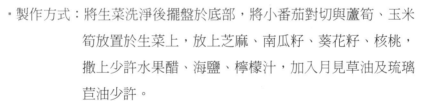

‧備註：在平日的飲食中補充一些月見草油及琉璃苣油對於處理經前
症候群或更年期的情緒低落、燥煩、腹部悶痛、乳房腫痛有
極佳的幫助，再添加些堅果類的氨基酸有助於安定情緒、消
除緊張壓力，這也是道很不錯的開胃前菜喔。

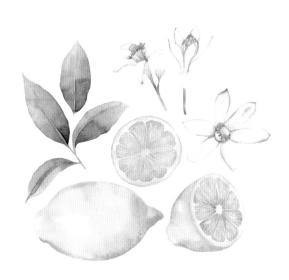

15

葡萄籽油
Grape seed oil

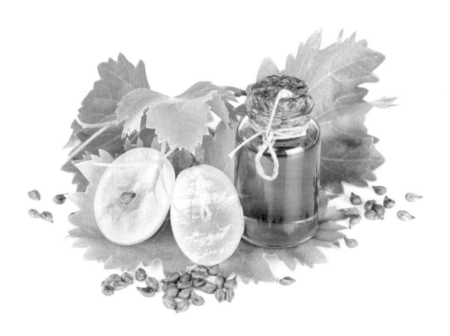

拉丁學名	*Vitis vinifera*		
萃取方式	壓榨	穩定性	差
萃取部位	種子	適用膚質	中性、油性肌膚，混合性肌膚
成分	亞麻油酸、油酸、棕櫚油酸	使用禁忌	無
		使用劑量	可100％單一使用

小氛享

　　葡萄籽油原產地在法國，是歐洲釀造葡萄酒的副產物。是抑制和清除自由基的強效植物油之一。其抗氧化的效果，可於體內抗過敏、抗老，皮膚上消除黃斑、皺紋。

│外用│

　　它的質感屬於清爽型的油脂，適合所有膚質，在皮膚的使用上不易造成過敏的現象，因此化妝品工業時常用來製作成皮膚的保養品，不喜愛油膩感厚重的人是不錯的選擇，經常被用來作為全身按摩的基底油。葡萄籽油可促進皮膚的細胞代謝與再生，活化細胞組織，紓解皮膚發炎紅腫的現象，對於痘痘型的肌膚也適用，是護膚級的油品。

│香氛配方│痘痘肌調理用油 **30ml**

· 葡萄籽油 30ml

· 苦橙葉精油 8 滴

· 萬壽菊精油 3 滴

· 玫瑰天竺葵精油 4 滴

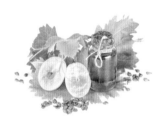

16

榛果油

Hazelnut oil

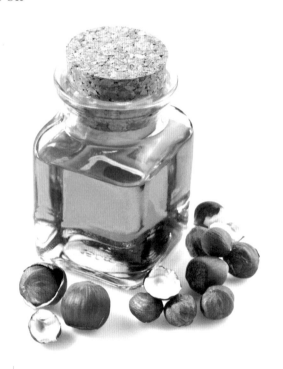

拉丁學名	*Corylus avellana*		
萃取方式	冷、暖溫壓榨法	穩定性	佳
萃取部位	堅果	適用膚質	油性或混合性肌膚
成分	亞麻仁油酸、油酸、亞麻油酸、棕櫚油酸。含豐富維他命 A、B、E	使用禁忌	無
		使用劑量	可 100％單一使用

小分享

榛果油的油質顏色為琥珀色，氣味有濃郁的核果香，主要產地在歐洲，有「黃金之液」的稱號，具有防曬的效果。因油酸高，觸感很細緻，很適合用來按摩，各種膚質的人都可使用，能滋潤乾燥型肌膚。也很適合作為眼霜的基底油，又有些微收斂效果，且質地較為清爽。因此，也適合油性肌膚用來調理肌膚容易出油的問題，市面上的防曬油、乳液、洗髮乳、肥皂等許多相關產品都有添加榛果油。

| 食用 |

內服可改善便秘問題或泌尿道系統感染問題

| 外用 |

榛果油能夠迅速滲透皮膚，滋養皮膚，適合混合性及油性肌膚使用。也常被用來治療粉刺、發炎的皮膚，在免疫系統方面有舒緩疼痛的功效。一般也會用來護理眼睛周圍部位的脆弱肌膚，或是防曬，也是舒緩曬傷的配方用油選項之一。還能夠緊緻皮膚，幫助皮膚保持穩定和彈性。

| 香氛配方 | 曬後修護保養油 30ml

· 榛果油 15ml

· 芝麻油 5ml

· 金盞花油 10ml

· 使用方式：直接塗抹於曬後受損的肌膚上，能有效的修復曬傷的皮膚，給予適當養分修復肌膚。

· 備註：如有榛果、花生核果類過敏者可能會引起過敏反應

17

大麻籽油
Hemp seed oil

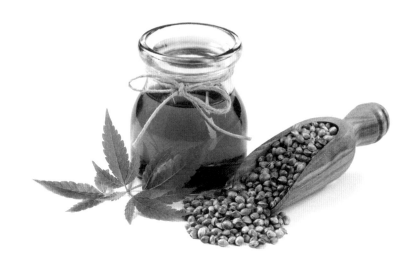

拉丁學名	*Cannabis sativa*		
萃取方式	冷壓	穩定性	佳
萃取部位	種子	適用膚質	所有膚質
成分	亞麻仁油酸、γ-次亞麻油酸、油酸	使用禁忌	無
		使用劑量	可100％單一使用

小氛享

　　精製的大麻籽油是接近透明的墨綠色，一般製成毒品的是印度大麻，主要成分是從花、樹脂、葉片中萃取；然而大麻種子並不含有大麻酚成分，而油脂是從種子壓榨萃取。大麻籽油對於健康非常有益，含有人體的必需脂肪酸 Omega- 3 和 Omega- 6，還含有少量的多元不飽和脂肪，如：γ 次亞麻油酸（GLA），油酸和亞麻仁油酸，這些都是身體的必需脂肪酸，人體無法自行製造，必須從食物中攝取。因此，口服大麻籽油對身體的健康及調整體質都幫助很大。

│外用│

　　具有滋潤、保濕皮膚的功效，減緩皮膚衰老，幫助皮膚鎖住水分。如果皮膚缺乏這些必需脂肪酸，會讓皮膚變得乾燥、出現細紋、老化現象。這時，你可以運用大麻籽油來滋潤龜裂的皮膚。其修護及深層保濕的效果，可用來製成預防龜裂惡化的腳跟保濕霜或護手霜。另外，大麻籽油對於促進指甲健康生長、皮膚濕疹的搔癢問題、修護受損髮質都有相當幫助。

│香氛配方│ **皮膚濕疹保養油 30ml**

· 大麻籽油 15ml

· 金盞花浸泡油 15ml

· 真正薰衣草精油 10 滴

· 沒藥精油 5 滴

· 羅馬洋甘菊精油 5 滴

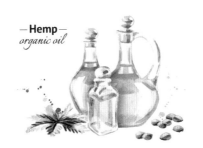

— Hemp —
organic oil

雷公根浸泡油

Hydrocotyle infused oil

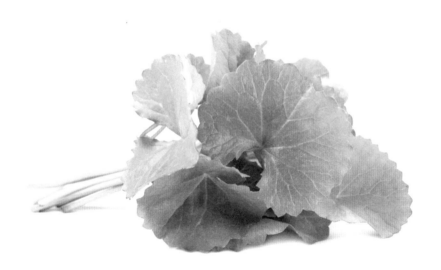

拉丁學名	Centella asiatica		
萃取方式	冷壓	穩定性	依浸泡油而定
萃取部位	種子	適用膚質	所有膚質
成分	依浸泡油而定	使用禁忌	無
		使用劑量	可100％單一使用

小分享

雷公根又名蚶殼草、積雪草，是一種匍匐性植物，仔細觀察一下路邊草叢裡就經常有它的蹤跡，生命力超強但不常被注意的小草，卻是極有價值的藥草植物，曬乾後煮成湯汁，再加入一些冰糖，便成為夏天消暑的飲品，也是一種市面上常見的青草茶飲。

│外用│

雷公根草含有積雪草苷，具有細胞再生，刺激膠原蛋白生成的功效，也常用來治療皮膚發炎。在芳香療法的應用上，多以浸泡油方式使用。在皮膚保養方面，雷公根浸泡油可以提高皮膚的緊實度，使皮膚恢復彈性；其抗氧化的效果，經常用於抗老配方中。某知名的美容保養品牌中就有添加雷公根草作為抗老或肌膚緊實的成分作為銷售的賣點。

我曾經因工作需要長時間久站，一整天下來雙腿往往腫脹與疼痛不已。塗抹雷公根浸泡油在雙腳，可促進血液循環，用來改善靜脈曲張、腿部肌肉痙攣、腫脹、疼痛，我經常使用它來放鬆雙腳。

│香氛配方│**緊緻回春保養油 30ml**

- 雷公根浸泡油 30ml
- 玫瑰天竺葵 10 滴
- 岩玫瑰精油 5 滴
- 薰陸香精油 5 滴

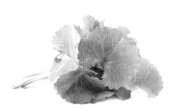

19

印加果油
Inca inchi oil

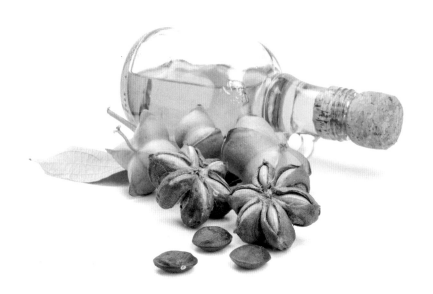

拉丁學名	*Plukenetia volubilis*		
萃取方式	冷壓	穩定性	尚可
萃取部位	果實	適用膚質	所有膚質
成分	多元不飽和脂肪酸，α-亞麻酸（omega-3）亞油酸（omega-6）	使用禁忌	無
		使用劑量	使用時，佔基底油 30-50％即可

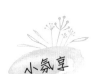
小分享

印加果原生於南美洲地區的熱帶雨林，被喻為「森林中的Omega3」，因長得像星星，也有星星果之稱。這個可愛的小果實營養價值極高，印加果油有一股果實類青澀的特殊氣味，我覺得很像是一種很草原的沁味，他的營養成分其中又以人體所需的多元不飽和脂肪酸 Omega3、6 最為人們所需。這個來自秘魯的超級食物，目前為保健食品業者的明星商品，用來減少體內囤積脂肪。研究顯示，它能降低心血管疾病的機率、控制血糖，保護視力，預防黃斑部病變。所含必需脂肪酸能夠保護人體中樞神經。其中纖維含量是其他堅果類的 2 至 3 倍。

│外用│

親膚性高，容易被皮膚吸收。可強化脆弱型肌膚的表層結構，能鎖住水分、深層保濕，也可促進膠原蛋白生成。有高抗氧化能力，預防出現皺紋，保持皮膚良好彈性。但是，由於它的特殊濃厚氣味，建議搭配其他植物油一起使用，佔基底油的 30-50％即可。

│香氛配方│保濕活膚保養油 **30ml**

· 玫瑰果油 25ml
· 印加果油 5ml
· 角鯊烷 1.5 g

· 乳香精油 3 滴
· 胡蘿蔔籽精油 5 滴
· 檀香精油 2 滴

20

荷荷芭油
Jojoba oil

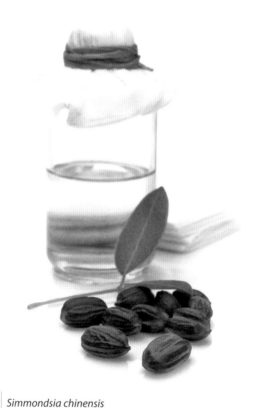

拉丁學名	*Simmondsia chinensis*		
萃取方式	冷溫壓榨	穩定性	佳
萃取部位	堅果	適用膚質	各種膚質
成分	油酸、烯酸、二十二烯酸，肉荳蔻酸、酯類、多種礦物質及維生素 E	使用禁忌	無
		使用劑量	可 100％單一使用

小氛享

　　主要產地在美國、墨西哥，多數長在乾旱的土地上，植物生長緩慢，未精煉的荷荷芭油有淡淡的堅果香氣，外觀呈現金黃色。荷荷芭油不像一般的植物油有甘油成分，而是一種金色的液態蠟，低溫時會凝固。因此，又稱油蠟樹，不易氧化，有良好的耐熱且穩定性佳，保存期限很長。荷荷芭油裡 50％是植物液態蠟，與人體皮膚的結構十分接近，很適合使用在皮膚上，能在皮膚上形成防護層，是防曬的最佳原料。荷荷芭油已是許多洗髮精所添加的成分，它可平衡皮脂的分泌、保養頭髮及頭皮屑問題。因 50％為液態蠟成分，不建議食用。

｜外用｜

　　它適合所有膚質，親膚性佳，單用氣味也很淡，是最佳的臉部用油。用於一般性保養，它使皮膚光滑柔嫩，其保濕、鎖水、修護的功效極優。因其肉荳蔻酸成分，能夠解決皮膚各種發炎、針對處理阻塞型、粉刺型或油性肌膚、濕疹、青春痘、皮膚乾裂、凍瘡等問題。

｜香氛配方｜**髮絲保養油 30ml**

· 摩洛哥堅果油 15ml

· 荷荷芭油 15ml

· 迷迭香精油 2 滴

· 依蘭精油 1 滴

· 雪松精油 1 滴

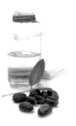

· 使用方法：洗完頭後擦在半乾的髮尾上，可防止頭髮毛燥及靜電的
　　　　　　狀況，增加頭髮的光澤與亮度。

21

澳洲堅果油

Macadamia oil

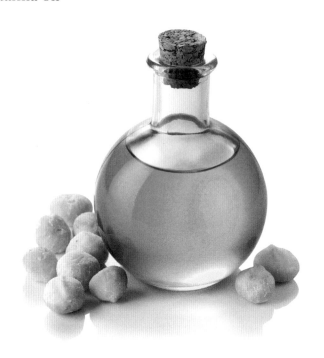

拉丁學名	*Macadamia ternifolia*		
萃取方式	冷溫壓榨	穩定性	佳
萃取部位	堅果	適用膚質	一般性、成熟型肌膚
成分	棕櫚油酸、油酸、棕櫚酸、亞麻仁油酸	使用禁忌	無
		使用劑量	使用時,不要超過基底油總量的 25%

澳洲堅果油又稱昆士蘭堅果油、夏威夷堅果油、澳洲胡桃油，主要產地在澳洲、夏威夷、紐西蘭，因此得名。澳洲堅果油氣味很淡，油質細緻清淡，經常用來按摩，延展性佳、不黏膩、好吸收。其抗氧化的特性，使油脂穩定性高，能延長調油配方的保存期限。一般熟齡肌膚的皮膚都缺乏足夠的油脂，澳洲堅果油含高量的棕櫚油酸，可提供肌膚滋潤與補充營養，適用於熟齡肌膚。

|外用|

　　澳洲堅果油適合成熟、老化、脆弱、受損型肌膚，具抗氧化、抗過敏的功效，是敏感性肌膚很好的選擇。具有保濕、滋潤、修復肌膚的效果，能夠滋潤老化肌膚，刺激肌膚新生、抗老化。另外，它能夠讓肌膚保持水嫩明亮，非常適合當臉部保養的基底油，也常用於頭髮的護理上。

|香氛配方|脆弱型肌膚保養油 **30ml**

· 澳洲堅果油 15ml

· 杏桃核仁油 15ml

· 使用方式：在化妝水後使用，直接塗抹在
　　　　　　肌膚及脖子處，輕輕按摩至皮
　　　　　　膚吸收為止。

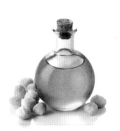

22

辣木油
Moringa oil

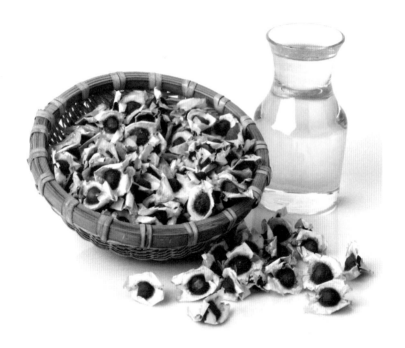

拉丁學名	Moringa oleifera		
萃取方式	冷壓	穩定性	佳
萃取部位	種子	適用膚質	所有膚質
成分	油酸、維生素 A、E	使用禁忌	無
		使用劑量	可 100%單一使用

小氣享

　　辣木樹有「奇蹟之樹」的美名，原產地在印度，最主要種植在非洲與東南亞洲，辣木樹整顆樹都具經濟價值。在台灣的一些野外或校園裏，仔細觀察都有種植辣木樹，開花後會結出長條型的果莢，果莢內就是辣木果實種籽。辣木油就是從種籽所萃取出的，辣木油含有多種抗氧化因子，主要的成分為不飽和脂肪酸以及相當高含量的油酸，穩定性很好，同時觸感極佳。能夠即時高效保濕，而且能夠被皮膚吸收快速，不會產生油膩感。古埃及人會使用辣木油當作防曬，防止紫外線的傷害。也因為它有極高的抗氧化力，可添加在保養品中作為天然的防腐之用。近年來，出現很多以它作為主打成分的的保養品和化妝品。

│香氛配方│**熟齡保濕保養油 30ml**

- 辣木油 15ml
- 玫瑰果油 15ml
- 橙花精油 5 滴
- 波旁天竺葵精油 10 滴
- 胡蘿蔔籽精油 5 滴

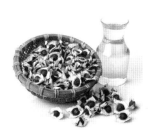

23

印度楝樹油

Neem oil

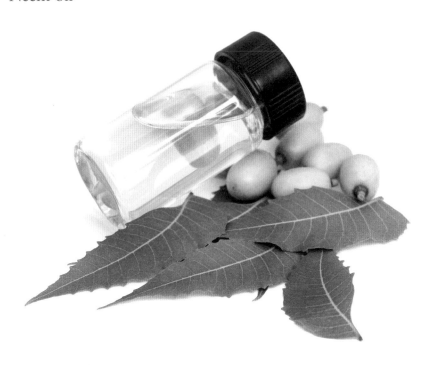

拉丁學名	*Azadirachta indica*		
萃取方式	冷壓	穩定性	佳
萃取部位	果實	適用膚質	所有膚質
成分	油酸、棕櫚酸、硬脂酸、亞麻仁油酸	使用禁忌	無
		使用劑量	使用時，佔基底油10-15% 即可

印度楝樹又稱「苦楝樹」，從種籽到樹葉，因其特殊的氣味，都具有防蟲功效，可防治兩百多種農作物的害蟲。因環保無毒，對人體無害，是防蟲害之首選。苦楝油常用來止癢、防書蟲、防寄生蟲、防蚊。其中所含的成分「苦楝素」是它特殊氣味的來源，蚊蟲遠離不是沒道理的，味道聞起來非常濃，不是好聞的極特殊氣味。苦楝素的殺菌功能極佳，無論是細菌、黴菌、病毒感染都有幫助。由於可抗微生物、殺蟲，市售的寵物清潔用品有些會有添加苦楝油來幫助驅蟲或預防跳蚤。

│外用│

　　印度楝樹對於皮膚發紅、癢，有抑制發炎及止癢的功能，由於完全無副作用，經常被用來取代類固醇止癢。其滋潤、保濕皮膚的能力，也適合皮膚炎患者使用。由於氣味太強烈、特殊，最常被使用在洗髮精（用來除頭皮屑）、肥皂、化妝品、驅蟲藥等外用的產品。

│香氛配方│**蚊蟲咬傷止癢膏 30g**

‧印度楝樹油 10 克

‧雪亞脂 5 克

‧蜜蠟 12 克

‧薄荷腦 3 克

‧羅勒精油 10 滴

‧檸檬尤加利 10 滴

‧檸檬香茅 10 滴

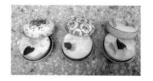

‧製作方式：先將雪亞脂、蜜蠟隔水加熱溶解成液態後，加入印度楝樹油及薄荷腦，倒入容器中靜置為固態即可。

24

橄欖油（特級初榨）

Olive oil (Extra Virgin)

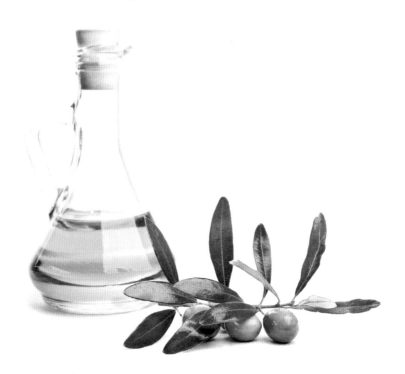

拉丁學名	*Olea europaea*		
萃取方式	冷壓	穩定性	佳
萃取部位	果實	適用膚質	所有膚質
成分	油酸、飽和脂肪酸、亞麻仁油酸	使用禁忌	無
		使用劑量	可 100％單一使用

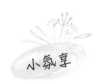

小氛享

　　芳香療法使用的橄欖油等級，需要是特級的「冷壓初榨橄欖油」，因為是在室溫下，不超過 27 度，是冷壓的第一道油，所以能夠保存許多珍貴的營養成分，延展性佳，親膚性高。相對的，超市中料理用的橄欖油通常是冷壓熱萃取的，若用於皮膚上很難吸收，也缺乏豐富的營養。橄欖油很容易有混充的狀況，建議在選購時挑選有商譽的芳療品牌。優質的橄欖油在低溫下會產生凝結的狀況，可以試試把購買的橄欖油放在冰箱的冷藏室內便可檢測品質，橄欖油只適合使用涼拌或低溫的烹調方式，高溫容易質變。

│外用│

　　橄欖油適合乾性及老化肌膚，對於皮膚功能甚多，經常被用來製作保養品，像是洗髮精、肥皂、護髮油等。在調配酪梨油或芝麻油這種較為濃重的基底油時，它能將油脂的質地變得更為清爽。也是卸妝油很好的選項之一，有抗皺及滋養皮膚的功效。

│香氛配方│卸妝保養油 **100ml**

・橄欖油 70ml

・卸妝型乳化劑 30ml

・檸檬精油 10 滴

・使用方式：先將調配好的卸妝油以手指畫圓圈狀在臉上按摩 3-5 次後，取少許清水於臉上與油脂進行乳化程序，藉此融出髒汙及化妝品，這樣在全臉進行幾次後以面紙擦掉臉上油脂後進行例行清潔即可。

25

南瓜籽油
Pumpkin seed oil

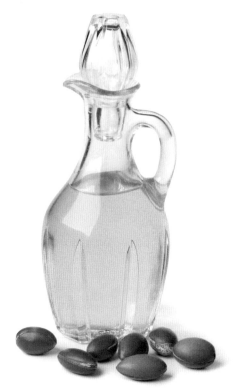

拉丁學名	*Cucurbita maxima*		
萃取方式	冷壓	穩定性	佳
萃取部位	種子	適用膚質	較少用於按摩，多內服。
成分	亞麻油酸、油酸、飽和脂肪酸	使用禁忌	無

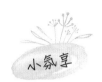

小氛享

　　南瓜籽含有大量的鋅，鋅的主要功能對於預防攝護腺疾病、有助生育能力、強化性荷爾蒙、增強性慾、增強身體的免疫能力、提升體力，經常服用能夠降低血糖及膽固醇累積，它的油脂質感較為厚重，外用可調和其他基礎油使用，南瓜籽油含大量維生素 E，具有抗氧化功能，食用對健康有很多好處，較少用於按摩，多拿來內服。

│香氛配方│男性加鋅保養餐

‧ 生蠔 4～8 粒

‧ 蒜末 少許

‧ 薑末 少許

‧ 南瓜籽油 少許

‧ 橄欖油 少許

‧ 檸檬汁 少許

‧ 薄荷葉 2 片

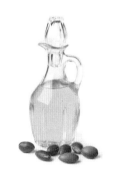

‧ 製作方式：將生蠔燙熟後，放上蒜末、薑末，淋上南瓜籽油及橄欖
　　　　　　油與檸檬汁，放上薄荷葉即可。

‧ 備註：生蠔可更換為其它海鮮類的食材，例如：牡蠣、蛤、蚌等都
　　　　含有較多的鋅，除了在平日的飲食中攝取，額外可添加一些
　　　　南瓜籽油增加攝取量，女性也可食用。

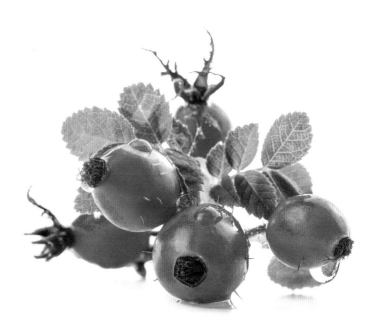

26

玫瑰果油
Rosehip oil

拉丁學名	*Rosa mosqueta*		
萃取方式	冷溫壓榨&溶劑萃取	穩定性	未精緻酸敗速度快
萃取部位	種籽	適用膚質	乾燥及熟齡肌膚
成分	亞麻仁油酸、α-次亞麻仁油酸、油酸。維生素A、E、胡蘿蔔素	使用禁忌	無
		使用劑量	使用時，佔基底油25-100%即可。

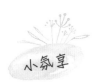

小氣享

玫瑰果與玫瑰是不同品種，玫瑰果油主要的產地為智利、祕魯、美洲及澳洲，油的顏色從金黃色到金橘色不等，以金橘色品質較好，是芳療中護膚的聖品。可以軟化角質、平衡油脂分泌，抑制皮膚發炎。能夠再生健康肌膚，修復疤痕與改善皮膚濕疹的問題。孕婦和嬰兒也可以使用。由於成分含胡蘿蔔素，100％使用會有顏色附著衣物的狀況，可稀釋後和其他油脂調和使用，或加入乳液、乳霜內使用。

｜外用｜

玫瑰果油有細胞再生的功能，能防止皮膚老化，減少皺紋和鬆弛。能夠修復受傷的皮膚組織，癒合傷口，經常被使用在燒燙傷肌膚的護理，或是淡化修復老舊的疤痕，對於妊娠紋、生長紋肌膚及蟹足腫都有不錯的效果。我曾經一整年都使用玫瑰果油作為臉部保養油，就算是夏天依舊使用油脂作為保養，吸收效果很好，膚質也變得很有彈性。玫瑰果油的抗皺與保濕功效，也讓英國凱特王妃，用來消除妊娠紋。

｜香氛配方｜**抗皺保養油 30ml**

· 玫瑰果油 15ml
· 杏桃核仁油 15ml
· 檀香精油 1 滴
· 岩玫瑰精油 2 滴
· 玫瑰精油 1 滴

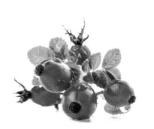

· 使用方式：在化妝水後使用，直接塗抹在肌膚及脖子處，輕輕按摩
　　　　　　至皮膚吸收為止。

27

米糠油
Rice bran oil

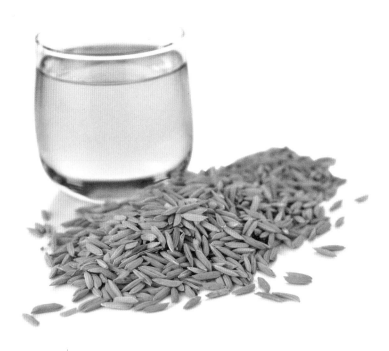

拉丁學名	Oryza sativa		
萃取方式	冷壓	穩定性	佳
萃取部位	種子	適用膚質	所有膚質
成分	油酸、亞麻油酸、次亞麻油酸	使用禁忌	無
		使用劑量	可100%單一使用

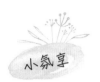

小氣享

糙米外表有一層薄薄的皮,「米糠」就是這層薄皮,米糠中有油脂成分,可以拿來製油,而製出來的油就叫做「米糠油」,又稱「玄米油」。米糠油有一股特殊稻米香氣,在食用上有很高的營養價值,因米糠油中含有豐富的穀維素,穀維素可以阻止自體合成膽固醇,可降低血清膽固醇的濃度,促進血液循環,具有調節內分泌功能與降低膽固醇為其強項。抗氧化穩定性比較好,很容易儲存。

| 外用 |

米糠油屬於一種較為清爽型的油脂,非常適合油性肌膚或不喜愛厚重油感的人。也可用於調和較厚重的基底油,質地清爽而且溫和,敏感性肌膚也可使用。與小麥胚芽油的特性很類似,其優質的抗氧化特性可延長保養品的使用期限。於上妝前取 1-2 滴擦於臉上可使彩妝服貼及較不易脫妝,拿來滋潤肌膚是不錯的選擇。因為分子較細小所以滲透力極好,清爽、沒有油膩感,很適合用在一般按摩或作為寶寶按摩油使用。

| 香氛配方 | 混合性、油性肌膚保養油 30ml

· 米糠油 25ml

· 酪梨油 5ml

· 波旁天竺葵精油 10 滴

· 香桃木精油 5 滴

· 羅馬洋甘菊精油 5 滴

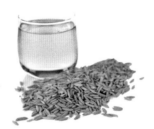

28

聖約翰草浸泡油

St. John's wort infused oil

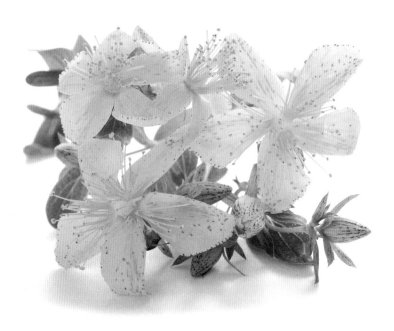

拉丁學名	*Hypericum perforatum*		
萃取方式	浸泡	穩定性	依浸泡的植物油穩定性而定
萃取部位	花朵	適用膚質	各種膚質
成分	金絲桃素、胡蘿蔔素	使用禁忌	輕微的光敏性
		使用劑量	使用時，佔基底油25-100%即可。

小氛享

　　聖約翰草花的腺體當中具有特殊的紅色油脂，它的主要療效成分來自這個深紅色的液體。採收的季節多在夏季，也因為是在夏至大太陽中採收聖約翰草，人們相信聖約翰草具備太陽的能量，能給人溫暖的感受及給予正面能量。聖約翰草很早就被用來做為抗憂鬱的藥草，它所含的金絲桃素能提高血液中的血清素，有舒緩緊張、抗憂鬱、抗沮喪的效果；另外，也具有抗病毒的功效。聖約翰草多數浸泡在植物油中作為舒緩肌肉痠痛、處理運動扭傷或壓力型肌肉緊繃，是跌打損傷的萬用油。它能夠放鬆身體，對於更年期、失眠、焦慮都幫助極大。

| 外用 |

　　一般肌膚皆可使用，對於皮膚有消炎、淡化疤痕效果，舉凡切傷、割傷、燒傷、曬傷都可使用。對於蚊蟲咬傷，可以製成油膏來止癢、消腫，也能滋潤腳跟龜裂。對骨骼系統的關節炎、骨折、骨頭的舊傷、肌肉拉傷，都可直接塗抹於患處減緩疼痛。

| 香氛配方 | **肌肉痠痛保養油 30ml**

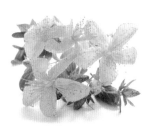

- 聖約翰草浸泡油 15ml
- 山金車浸泡油 15ml
- 冬青精油 7 滴
- 野馬鬱蘭精油 7 滴
- 鼠尾草精油 6 滴
- 黑胡椒精油 10 滴
- 使用方法：每日 2-3 次塗抹於患處，加以輕輕按摩。
- 備註：以上精油配方孕婦及兒童不宜

29

芝麻油
Sesame oil

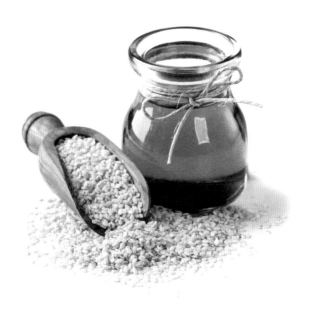

拉丁學名	*Sesamum indicum*		
萃取方式	冷壓	穩定性	佳
萃取部位	種子	適用膚質	所有膚質
成分	亞麻仁油酸、油酸、棕櫚酸、維他命 A、B、E、鈣、卵磷脂、芝麻素	使用禁忌	無
		使用劑量	使用時，佔基底油25-100%即可。

小氛享

芝麻油中有非常豐富的維他命 E，適用於防曬、濕疹或乾燥型肌膚，並且有延緩皮膚提早老化的作用，因含高量維他命 E 成分，它的抗氧化性效果極優，同時可平衡皮脂分泌，可做護髮或頭皮保養之用。烘焙過的芝麻籽具有濃烈的氣味，不適合塗敷，在芳香療法上建議選購冷壓的芝麻油。

│外用│

推薦在日常保養品中加入 15-20％的芝麻油，可增加皮膚的保濕度。芝麻油會在皮膚表面形成一層保護膜，用來對抗紫外線，並隔離空氣中的髒污粉塵，保護嬌嫩的皮膚。芝麻油有豐富的維生素 E 和脂肪酸，經常使用芝麻油護膚，能夠有效淡化痘疤、促進肌膚新生。

│香氛配方│ **便祕按摩油 30ml**

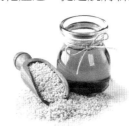

· 芝麻油 30ml

· 黑胡椒精油 10 滴

· 甜橙精油 5 滴

· 胡蘿蔔籽精油 5 滴

· 使用方式：以此複方調配芝麻油，每日按摩腹部後，以熱毛巾熱
　　　　　　敷。同時可食用一些冷壓的芝麻油或堅果油，增加潤腸
　　　　　　的效果。

30

向日葵油
Sunflower oil

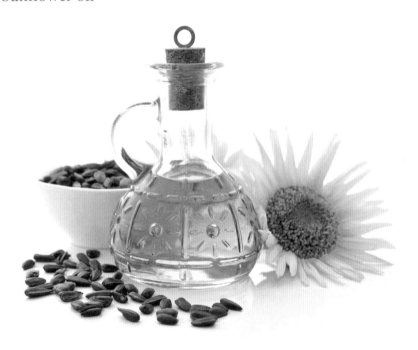

拉丁學名	Helianthus annuus		
萃取方式	冷壓	穩定性	佳
萃取部位	種子	適用膚質	所有膚質
成分	亞麻油酸、油酸、維生素 A、D、E	使用禁忌	無
		使用劑量	可100％單一使用

小分享

　　向日葵種子烘烤過後可以直接食用，也就是我們所知道的葵花籽，它的種子有 30％的含油量，油質清澈、質地清爽。有機冷壓的向日葵油最常作為植物浸泡油的基底油，葵花籽油中含有較多的維生素 E，是很好的抗氧化油品，可添加調配於其他植物油中做為防腐、抗氧化之用。它含有大量亞麻油酸等人體必需的不飽和脂肪酸，有助於細胞再生與保護皮膚。而且能減少在血液中堆積膽固醇，幫助代謝膽固醇，因此很適合拿來料理，但市面上烹飪用的向日葵油多數是精緻過的油品，不適合作為芳香療法之用。

| 外用 |

　　對於各種皮膚的問題，例如：脂漏性皮膚炎、異位性皮膚炎或問題性皮膚等都有不錯的幫助。提供皮膚保溼與滋潤功能，延展性很好、親膚性佳，適合用於按摩。在早期社會，它的花瓣被用來製成黃色染劑，花梗則被用於造紙，是一個經濟價值蠻高的植物。

| 香氛配方 | **水腫按摩油 30ml**

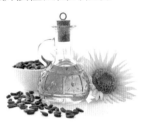

· 向日葵油 30ml

· 檸檬精油 10 滴

· 樺木精油 5 滴

· 絲柏精油 5 滴

· 使用方式：每日塗抹於水腫處 2-3 次，輕輕按摩至腳底，按摩後溫水泡腳即可。

31

沙棘油

Sea buckthorn oil

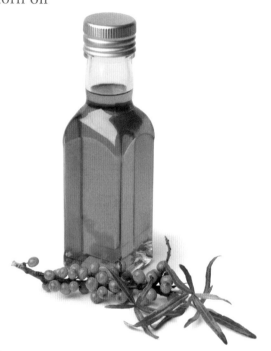

拉丁學名	*Hippophae rhamnoides*		
萃取方式	冷壓	穩定性	佳
萃取部位	果實	適用膚質	所有膚質
成分	棕櫚油酸、油酸、棕櫚酸、亞麻油酸、次亞麻油酸	使用禁忌	無
		使用劑量	使用時，佔基底油10-30%即可。

小分享

　　沙棘果油顏色呈現鮮紅的橘紅色，富含多種營養成分，豐富的維生素 C 居蔬果之冠，是奇異果的 3 倍。還有維生素 E 及胡蘿蔔素，是高營養價值的油品。研究指出，沙棘果的成分能有效清除人體內自由基，從而提高免疫功能。近年來很多生技公司以它為主要成分來保健或護膚，推廣銷售抗老防皺相關產品，可見這神奇的小橘果對於人體組織修復與保健相當有幫助。

| 外用 |

　　沙棘油對皮膚的功效很多，能夠促進皮膚生長、修復受損肌膚。保養方面，我覺得它在保持皮膚彈性方面有不錯功效，可避免提前老化，還能美白、淡化斑點、保濕。不過，使用時，最好混合其他植物油，使用約 10-30％即可。因為成分中的胡蘿蔔素容易讓衣服染上顏色，擦到臉上也會呈現橘黃色，這都是正常的現象，皮膚並不會有色素滲透的問題，與玫瑰果油的天然色素相同。

| 香氛配方 | **嫩白淨膚保養油 30ml**

‧ 沙棘油 9ml

‧ 核桃油 21ml

‧ 葡萄柚精油 5 滴

‧ 薰衣草精油 10 滴

‧ 黃玉蘭精油 5 滴

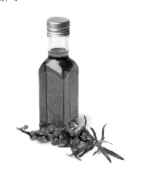

32

雪亞脂
Shea butter

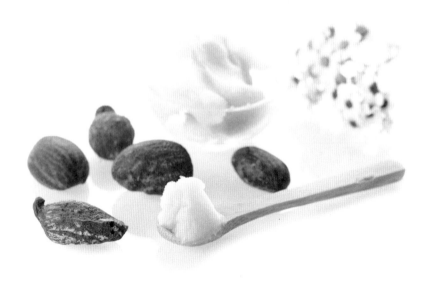

拉丁學名	*Vitellaria paradoxa*		
萃取方式	冷壓	穩定性	佳
萃取部位	果實	適用膚質	所有膚質
成分	飽和脂肪酸、油酸、亞麻油酸、尿囊素、75％三萜烯醇	使用禁忌	無
		使用劑量	可100％單一使用

雪亞脂又稱乳油木果脂、乳油木、乳油果，主要產地在非洲，是當地人民脂肪的主要來源之一，是一種常溫下固態的植物油，乳油木被廣泛的用於食品和醫藥上。雪亞脂有很多種用途，最常用在化妝品上。使用時會將油脂精煉過或是直接使用不加精製，精緻過的乳油木顏色呈現雪白，沒有氣味，未精煉的顏色偏黃，摸起來會有小顆粒。

| 外用 |

　　乳油木果對皮膚的修復、滋潤性極高，是保養品牌非常愛用的保濕成分之一，舉凡龜裂的腳跟問題、冬季癢、皮膚乾燥、脫屑、乾癬搔癢、濕疹等的皮膚問題，乳油木果都有相當傑出的表現。知名歐系品牌用它來做為護手霜的主要成分而聲名大噪，就可知這植物油相當受到大家的喜愛。

| 香氛配方 | **腳跟龜裂霜 30ml**

- 雪亞脂 20ml
- 杏桃核仁油 10ml
- 胡蘿蔔籽精油 5 滴
- 羅馬洋甘菊精油 5 滴
- 檀香精油 10 滴

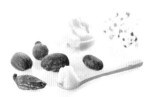

- 製作方式：先將雪亞脂隔水加熱溶解成液態後，待稍降溫加入杏桃核仁油，再滴入所需精油即可裝入罐中。

- 使用方式：每日 1-2 次擦拭腳跟龜裂處或關節較為粗糙的部位。

33

紅花籽油

Safflower seed oil

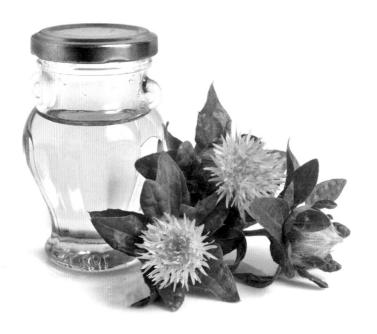

拉丁學名	*Carthamus tinctorius*		
萃取方式	冷壓	穩定性	容易氧化
萃取部位	果實	適用膚質	所有膚質
成分	亞油酸 73％、維他命 E、棕櫚酸、硬脂酸、油酸	使用禁忌	孕婦不宜
		使用劑量	使用時，佔基底油的 10-25％即可。

小氛享

紅花籽油中富含的天然維他命 E 具有很強的抗氧化性，對於預防身體機能衰老有不錯功效，近年也很多保健廠商非常喜愛將紅花籽油添加於保健品中，做為抗衰老的產品。紅花籽油是植物中含亞油酸量最高的，亞油酸能幫助體內的脂肪代謝，還能提供人體必需的脂肪酸。在本草綱目中記載：「活血潤燥，止痛，散腫，通經。」因此，孕婦不適用。一般人每天適量食用，能降血脂，並將脂肪轉化為能量，減少體內囤積脂肪。因此，也被拿作為減肥使用，可見這小紅花經濟價值不斐。紅花在初開時花色為黃色，隨著時間會轉變為橘紅色。

| 外用 |

在皮膚的保養上紅花籽油具有去角質、防紫外線、抗炎、美白、促進血液循環的功能，可保護皮膚加速細胞代謝更新，對已經生成的色斑也有一定的淡化功效。

| 香氛配方 | 紅花籽活膚保養油 30ml

· 紅花籽油 7.5ml
· 雷公根浸泡油 22.5ml
· 依蘭精油 5 滴
· 乳香精油 5 滴

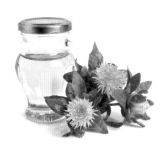

34

瓊崖海棠油
Tamanu oil

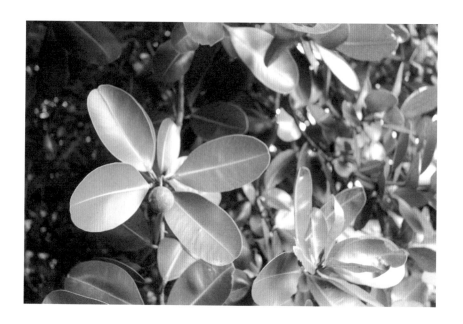

拉丁學名	*Calophyllum inophyllum*		
萃取方式	冷溫壓榨	穩定性	佳
萃取部位	果仁	適用膚質	一般、敏感性肌膚
成分	亞麻油酸、棕櫚油酸、油酸、肉荳蔻酸	使用禁忌	無
		使用劑量	使用時，佔基底油的10-25％即可。

小氛享

　　瓊崖海棠油又稱衣諾飛輪或紅厚殼，主要產地在馬達加斯加和海南島，因為瓊崖海棠能在鹽分較高的沿海地區生長，台灣的恆春及沿海地區都有種植成行道樹。它是一種太平洋沿岸的熱帶原生植物，樹高約 8 至 15 公尺，一年開花結果二次，有著白色的花朵而且氣味香甜，結果後將果仁取出，放在太陽下曬乾，顏色變成褐色。瓊崖海棠果仁內含大量油質，外觀顏色為深灰綠、深黑色，就是瓊崖海棠油脂的來源，質地較為黏稠。除了果仁可製成瓊崖海棠油外，其它如樹皮、樹葉、樹脂、樹幹也都可運用，瓊崖海棠樹可說是不折不扣的珍貴藥樹。

| 外用 |

　　在芳香療法上，瓊崖海棠油有抗菌、抗病毒、提升免疫力、抗過敏的功效。它能預防皮膚產生皺紋和皮膚鬆弛。對於皮膚的濕疹、牛皮癬、發炎問題都可使用它來解決，有助於代謝皮膚毒素。用來按摩可恢復皮膚彈性，消除妊娠紋。對於護髮和生髮也頗具功效，近年很多生技公司用瓊崖海棠油製成生髮的用油，由此可知它在使頭髮強韌、健康方面功效極佳。

| 香氛配方 | 護髮保養油 30ml

· 瓊崖海棠油 7ml
· 荷荷芭油 23ml
· 檀香精油 1 滴
· 薄荷精油 1 滴
· 佛手柑精油 2 滴
· 使用方法：洗完頭後在半乾的髮尾擦上，可防止頭髮毛燥，給予髮絲養分及保濕，增加頭髮的光澤與亮度。

35

小麥胚芽油
Wheat germ oil

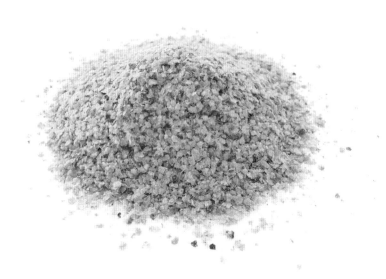

拉丁學名	*Triticum vulgare*		
萃取方式	冷壓	穩定性	佳
萃取部位	胚芽	適用膚質	所有膚質
成分	亞麻仁油酸、次亞麻仁油酸、油酸、棕櫚酸、維生素 A、D、E	使用禁忌	無
		使用劑量	使用時，不超過基底油的10%。

小氣享

小麥胚芽油是從小麥的「胚芽」中萃取的，成分中含有高量的維他命含 E，可以將它與其它植物油一起調和，它也是一種天然的抗氧化劑，可防止油品過早氧化腐壞，延長保存期限。小麥胚芽油有一種濃重的氣味，因此大多會調和其他油脂使用。在食用方面，可促進身體的代謝與降低膽固醇，預防心血管疾病。

│ 外用 │

因含有高量的維他命抗氧化物，因此具有抗自由基的特性，可延緩皮膚提早老化；滋潤性強，對於淡化皮膚細紋、妊娠紋、疤痕，提升肌膚保濕力都非常有效，尤其是乾燥、缺水、老化、皺紋肌膚很適合使用。適合各種膚質，對於皮膚的發炎及敏感狀況具有改善的功效。

│ 香氛配方 │ **疤痕形成紋（妊娠紋，肥胖紋）保養油 30ml**

‧小麥胚芽油 3ml

‧杏桃核仁油 22ml

‧玫瑰果油 5ml

‧綠花白千層精油 10 滴

‧乳香精油 10 滴

‧備註：以上精油配方兒童不宜

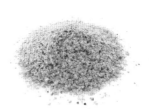

36

核桃油
Walnut oil

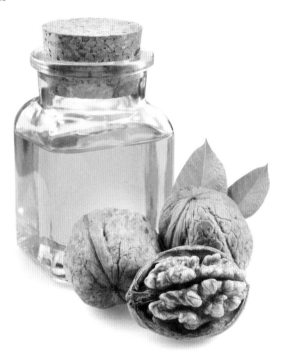

拉丁學名	Juglans regia		
萃取方式	冷壓	穩定性	差
萃取部位	果仁	適用膚質	所有膚質
成分	油酸、次亞麻油酸、棕櫚油酸、亞麻油酸、硬脂酸	使用禁忌	無
		使用劑量	可100％單一使用

小氛享

　　在食用上，核桃油可降低血液中的膽固醇，預防動脈硬化，成分中含大腦組織細胞代謝的重要物質，能夠滋養腦細胞，增強腦功能，有抗貧血和保護肝臟的作用，能夠提高免疫力，延緩老化。核桃油中富含天然的亞麻酸及維生素 A，這兩種營養物對眼睛的視網膜發育非常重要，可防止夜盲症和視力減退，有助於改善眼睛相關疾病。但高溫加熱會破壞營養成分，最好是直接淋在食物上食用或直接食用比較好。

│外用│

　　冷壓的核桃油能夠促進皮膚的代謝與再生，幫助皮膚保住水分，滋潤及保持皮膚的彈性。防止細胞提早老化，預防產生皺紋，有效保持皮膚彈性和潤澤，防止肌膚老化。阻絕陽光中的紫外線，防止皮膚曬傷。此外，對於頭髮護理也有不錯的效果。

│香氛配方│肌膚緊緻保養油 30ml

- 核桃油 30ml
- 玫瑰天竺葵精油 10 滴
- 檀香精油 10 滴
- 杜松精油 10 滴

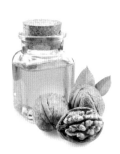

5

Part

用純露配方解決
你的肌膚問題

00 一個步驟，檢測你是何種膚質？

檢測方法：晚上睡前洗臉後，不擦任何保養品在臉上，隔天早上，從鏡子中觀察你的肌膚（T字部位──額、鼻、口、下頜，以及臉頰）出油量。

（1）乾性肌膚→P.225

臉頰與T字部位都沒有出油的狀況，甚至感到乾燥、緊繃。

（2）油性肌膚→P.231

臉頰和T字部位都有大量出油，毛孔粗大、整張臉油膩感。

（3）敏感性肌膚→P.236

T字部位只有微微出油，不過臉頰平時常會泛紅、發癢、刺痛、粗糙、脫屑等情形。

（4）中性肌膚→P.241

T字部位沒有油膩和乾澀的感覺，臉頰柔嫩有光澤。

（5）混合性肌膚→P.246

T字部位明顯出油，臉頰乾燥緊繃，甚至鼻翼有脫皮現象。

提醒 •••

若您有痘痘問題，請見「06 青春痘護理」（見第 252 頁），優先處理此問題，再恢復您的肌膚類型護理。

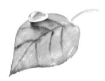

乾性肌膚護理

| 乾性肌膚特徵 |

因為油脂量少，所以皮膚容易失去光澤，也因為水分的流失，皮膚表層會顯得粗糙，乾性膚質看起來多數為乾澀、緊繃、容易脫皮、皮膚較薄，毛孔不明顯，皮脂分泌少，缺少油脂，皮膚比較乾燥，缺少光澤，容易產生小細紋。對外界刺激比較容易敏感，皮膚易生斑點，這些都是乾性膚質的困擾。這種皮膚如果長時間待在有空調的環境下，皮膚缺水的情況會更加嚴重。如長期不加以保養會產生皺紋，所以乾性皮膚必須有適當的皮膚保濕護理才能有正常的皮膚生理功能，以防皮膚老化加速。

在日常生活中乾性肌膚嬌嫩，要注意選擇溫和的護膚產品，不要過度去角質，一年四季加強防曬、保濕，避免產生小斑點和提早肌膚老化，日常搭配按摩促進血液循環，營養均衡，加強身體新陳代謝。

| 乾性肌膚保養重點 |

乾性皮膚保養最重要的一點是皮膚需要得到充足的水分及油脂。首先在選擇清潔護膚品時，最好選用不含皂鹼物質的潔膚用品，可選用對皮膚刺激小的保濕型清潔用品，有時也可只用清水洗臉。乾性肌膚的清潔用品須選擇保濕度高或刺激度低的產品，平日使用溫水做清潔，避免清潔過度讓皮膚有緊繃感，潔顏油是很好的選擇，可同時做清潔也提供肌膚植物油脂的保護。以免抑制皮脂分泌，使得皮膚更加乾燥。

早上使用滋潤型化妝水及乳液滋潤皮膚，晚上除了化妝水外則加

上使用滋潤型乳霜及植物油加強油脂的供給，每週至少使用一次保濕型的面膜給予皮膚所需要的水份。飲食的部分，多喝水質好的溫開水。

現代人為求方便而吃很多加工的精緻食物，會直接影響水分及營養的吸收，使身體慢慢處於缺水狀態而使皮膚失去光澤，要少吃辛辣食品、蔥、蒜等刺激性的食物。天然的蔬果攝取也是給予肌膚養份很好的方式，在飲食中要注意選擇一些脂肪、維生素含量高的食物，如牛奶、雞蛋、豬肝、魚類、香菇、南瓜及新鮮水果等。秋冬乾燥的季節要更注意保持皮膚的保水及護理才能延緩皮膚的老化。

| 乾性肌膚保養程序 |

（1）推薦單方純露

‧玫瑰純露

‧天竺葵純露

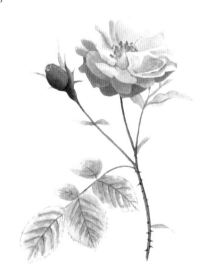

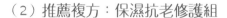

（2）推薦複方：保濕抗老修護組

日間
保養

清潔保濕鎖水潔顏乳→補水 Q10 抗皺保濕精華露→保濕玫瑰果緊膚
保濕日霜

用途	清潔	補水	保濕
品項	保濕鎖水潔顏乳 100ml	Q10 抗皺保濕精華露 200ml	玫瑰果緊膚保濕日霜 100ml
材料	胺基酸型起泡劑…20ml 甜杏仁油…10ml 木系純露…66ml （松木、檜木、杜松、絲柏） 天然乳化劑粉…3 克 丁二醇…1 克 甜橙精油…5 滴	玫瑰純露…92ml 金盞花純露…50ml 香蜂草純露…30ml 岩玫瑰純露…20ml Vitamin B_5…5 克 水溶性 Q10…3 克	玫瑰純露…60ml 玫瑰果油…20ml Vitamin B_5…5 克 Vitamin E 油…3 克 玻尿酸 1%原液…10 克 天然乳化劑粉…2 克 玫瑰草精油…5 滴 天竺葵精油…3 滴 依蘭精油…2 滴
建議用法	外用/清潔	外用/塗抹	外用/塗抹
製作方式	1. 乳化劑粉加入甜杏仁油中溶解。 2. 將丁二醇、起泡劑與純露混合①攪拌至乳霜狀，即可裝入消毒瓶中。	所有材料秤量好倒入已消毒容器內搖晃均勻即可，代替化妝水使用。	1. 天然乳化劑粉加入玫瑰果油中溶解。 2. 加入所需純露及其他添加物，滴入精油後將所有材料混合①攪拌至霜狀即可。
使用方法	先將臉部肌膚用溫水打濕，將潔顏乳於手掌心搓開後輕輕以指腹塗抹在臉部，以畫圓圈狀做清潔，溫水洗淨即可。	均勻噴灑後輕拍協助吸收，或用化妝棉濕敷。	取 10 圓硬幣大小的日霜，均勻塗抹整臉。

用途	清潔	補水	保濕
小氛享	胺基酸型起泡劑為清潔性較溫和型的起泡劑，適用於乾性肌膚，乾性肌膚不須過多的去油性清潔，使用甜杏仁油較為清爽型的油脂來製作清潔型的潔顏乳，在清潔後可在肌膚上保留一些油脂的滋潤及保護，木系純露多數清潔性較佳具皮膚收斂功能，丁二醇提供保濕與溶解出髒污全效清潔。	玫瑰純露提供保濕功效，金盞花純露有著天然的尿囊素，尿囊素可增加皮膚的光滑度；促進細胞活化和傷口癒合，可改善敏感脆弱肌膚問題，金盞花也常見於一般護膚產品或寶寶用品，香蜂草純露有著極佳的抗氧化功能，香蜂草精油極為珍貴，因為萃取率極低售價媲美玫瑰精油，此時可使用純露取得部分功能。岩玫瑰純露具有抗皺很好的效果，可協同其他 3 種純露達到最佳效能。	玫瑰果油的滋潤度極佳，最重要的成分是 r-亞麻油酸，對於皮膚，有柔軟肌膚、美白、防皺療效。具有皮膚組織再生的功能，尤其適用乾性肌膚，如果是極度乾燥皮膚甚至可以 100% 直接塗抹玫瑰果油在臉上。這款日霜著重在肌膚保濕鎖水，觸感不油膩清爽，添加玫瑰或天竺葵精油浪漫香氣擦在臉上一整天，保養皮膚同時心情愉快喔。

 ## 夜間保養

清潔潔顏油→補水 Q10 抗皺保濕精華露（見第 227 頁）→保濕荷荷芭滋潤保濕晚霜／補油臉部修護香氛保養油

用途	清潔	保濕（春夏）	補油（秋冬）
品項	潔顏油 100ml	荷荷芭滋潤晚霜 100ml	臉部修護香氛保養油 15ml
材料	薰衣草浸泡油…60ml 甜杏仁油…30ml 液態乳化劑…10ml 玫瑰天竺葵精油…6 滴 檸檬精油…9 滴	荷荷芭油…20ml 酪梨油…5 ml 天竺葵純露…35ml 橙花純露…35ml 維他命 E 油…2 克 天然乳化劑粉…2 克 神經醯胺…1 克 苦橙精油…3 滴 依蘭精油…2 滴	酪梨油…5ml 玫瑰果油…10ml 波旁天竺葵精油…2 滴 岩玫瑰精油…1 滴

用途	清潔	保濕（春夏）	補油（秋冬）
建議用法	外用/清潔	外用/塗抹	外用/塗抹/按摩
製作方式	將所有材料秤量後，裝入已消毒的空瓶內均勻搖晃即可，液態乳化劑會有沉澱的現象，使用前再搖晃即可。	1. 將天然乳化劑粉加入油脂中溶解 2. 秤量所需材料及滴入所需精油 3. 將②加入①攪拌至乳霜狀即可裝入已消毒的容器中。	所有材料秤量好，倒入已消毒容器內均勻攪拌即可。
使用方法	以手指採畫圓圈狀輕輕按摩，讓臉上的污垢及化妝品溶出，再用手沾上少許的水在臉上與油脂進行乳化（變白色），大約進行 1 分鐘左右，再以衛生紙擦拭掉油品，如果覺得有油膩感可再以潔顏慕斯洗淨。如不慎進入眼睛，請以大量清水沖洗。	取約 10 元硬幣大小，均勻塗抹於臉上即可。	1-2 滴均勻塗抹在臉上，輕輕以螺旋狀按摩至吸收為止，切勿用力以免產生皺紋。
小氛享	甜杏仁油是較為清爽性的植物油脂，使用在皮膚的清潔上不會有油膩感。薰衣草浸泡油用於夜間的清潔卸妝，在嗅覺上感受到放鬆與消解疲勞。玫瑰天竺葵精油針對肌膚緊緻收斂。檸檬精油則加強清潔的功效，兩種臉部清潔配方，可輪流製作，交替使用喔。	此款晚霜使用了親膚性極佳的荷荷芭油及滋潤度較高的酪梨油來製作，對於乾性肌膚保濕及補油是很好的選擇，尤其在夜間使用可給予肌膚修護與較高的滋潤度。天竺葵純露與橙花純露則輔佐補水保濕的功能，神經醯胺是人體皮膚角質層含量最多、最重要的物質，主要可加強皮膚保濕，也可抑制黑色素形成，有美白功效。	保養油可加入乳液或晚霜、乳霜內增強油脂供給使用，或單獨使用於精華露化妝水後，乾性肌膚非常適合使用植物油做保養，也可於日間使用 1 滴油脂在上底妝前，可增加肌膚光澤，彩妝也較為服貼。這款保養油使用了滋潤性較高的酪梨油修復乾性肌膚，再以玫瑰果油調和製成複方保養油可減少乾性肌膚易產生的細紋問題，促進皮膚組織再生的功效。

（3）急救保養

Q10 加強保濕純露凍膜／玻尿酸加強保濕純露面膜

用途	滋潤、恢復彈力	補水潤澤
品項	Q10 加強保濕純露凍膜 100ml	玻尿酸加強保濕純露面膜 100ml
材料	玻尿酸 1%原液…5 克 蘆薈膠…48 克 凝膠形成劑…10 克 蠶絲油…3 克 水溶性 Q10… 2 克 玫瑰純露…17ml 天竺葵純露…15ml	壓縮乾燥面膜球…1 個 橙花純露…38ml 香蜂草純露…37ml 玻尿酸…10 克 蠶絲油…5 克 維他命 B_5…5 克 增稠膠…5 克
建議用法	外用/塗抹/濕敷	外用/濕敷
製作方式	將所有材料秤量後均勻攪拌至膠狀。	1. 純露秤量後加入增稠膠攪拌均勻 2. 將所需其他添加物加入攪拌均勻
使用方法	於每週進行週期性保養，敷於臉上 8-10 分鐘後清水洗淨，進行例行性保養即可。	使用時將壓縮乾燥的面膜球放入調和好的純露內，等面膜球吸飽純露後敷至臉上 8-10 分鐘後取下，清水洗淨，進行例行性保養即可。
小氛享	玫瑰及天竺葵純露都是保濕性極優的純露選項，皆有抗皺功能。純露凍膜提供肌膚更多水分及玻尿酸保濕加倍，Q10 抗皺，讓肌膚水嫩緊緻有彈性，添加蠶絲油，質地清爽保水性更佳。	香蜂草純露適用於乾性脆弱型肌膚，橙花純露提供乾性肌膚所需的保濕與較易敏感的膚質，添加玻尿酸、維他命 B_5 增強保濕與鎖水，蠶絲油滋養肌膚促進膠原蛋白分泌。

油性肌膚護理

| 油性肌膚特徵 |

　　油性肌膚的人皮脂分泌旺盛，多數人膚色偏深，毛孔粗大、皮膚油膩光亮，尤其是額頭與鼻翼 T 字部位，隨時隨地臉上總是呈現油亮感，即使剛洗完臉時，立刻會形成「出油」狀，很容易粘附灰塵和髒汙，引起皮膚的感染與痤瘡等。臉上容易出現青春痘或粉刺，但好處是不易產生皺紋，肌膚老化速度較慢。

| 油性肌膚保養重點 |

　　油性肌膚的清潔，最好使用含皂鹼量較低的香皂洗臉，每天清洗 2-3 次；清潔之外，還必須緩和皮脂腺分泌，調理平衡表皮酸鹼值，選用保養品時，盡量補充皮膚水分，不要使用油脂過多的乳霜類產品，否則容易造成毛囊阻塞。定期做去角質及敷臉的保養，同時收斂毛孔也是非常重要的，不僅清除油脂，還必須抑制油脂過度分泌。但絕非一昧地去油，油性肌膚也需要好的油脂補充，油、水平衡才能調理好油性肌膚的膚質狀況。

| 油性肌膚保養程序 |

（1）推薦單方純露

‧佛手柑純露

‧杜松純露

（2）推薦複方：控油平衡保濕組

☀ 日間保養

清潔保濕潔顏慕斯→控油平衡複方精華露→收斂調理毛孔乳液

用途	清潔	控油	收斂
品項	保濕潔顏慕斯 150ml	平衡複方精華露 200ml	調理毛孔乳液 100ml
材料	胺基酸起泡劑…15ml 甜菜鹼起泡劑…15ml 玻尿酸1%原液…5ml 玫瑰純露…85ml 松木純露…30ml	檸檬純露…50ml 黑醋栗純露…45ml 香桃木純露…95ml Vitamin B$_5$…10 克	甜杏仁油…8ml 杜松純露…60ml 薄荷純露…29ml 蠶絲油…1.5 克 天然乳化劑粉…1.5 克 檀香精油…1 滴 玫瑰草精油…2 滴 香桃木精油…2 滴
建議用法	外用/清潔	外用/濕敷或噴灑	外用/塗抹
製作方式	將所有材料秤量後，裝入已消毒的慕斯瓶內即可。	將所有材料均勻攪拌，裝入已消毒的容器中搖晃均勻即可。	1. 將乳化劑粉加入甜杏仁油內溶解。 2. 將純露秤量後攪拌，滴入所需精油攪拌均勻，裝入已消毒的容器中。
使用方法	將按出的泡沫均勻塗在臉上，以指腹由額頭→鼻子→臉頰→嘴巴四周→下巴，輕輕以畫圓圈狀做清潔（勿用力，容易產生皺紋），清水洗淨即可。如不慎進入眼睛，請以大量清水沖洗。	於每日清潔後擦拭輕拍於臉上至吸收。	取約 10 元硬幣大小，均勻塗抹於全臉。

用途	清潔	控油	收斂
小氛享	純正的玫瑰花精油是很昂貴的，約要3000-5000公斤的花朵才能得到1公斤的精油，1ml的純正玫瑰精油售價在台幣2000-5000元左右，但玫瑰花的成分又是皮膚保養的一級材料，是絕佳的皮膚保溼劑。純露比精油更經濟實惠，也保有植物精油的某些芳香成份與珍貴功效。加入松木純露平衡油脂，玻尿酸再加強肌膚保溼鎖水，使用胺基酸及甜菜鹼起泡劑，用來增加泡沫且能帶走肌膚的髒汙。	大多的油性肌膚，為缺水也缺油的膚質狀況，一昧地去除油脂（有些人一天洗很多次臉），這樣做反而會讓皮膚出油情況更多且肌膚無法正常的代謝，因此更需補充所需油脂及水分，讓肌膚達到油、水平衡的狀態。油性肌膚所使用精華露純露大多選擇木質系列，木質系列純露對於肌膚收斂及控油功效極佳。配方中的檸檬純露有很好的平衡油脂功能，適合用於油性或混合性肌膚。黑醋栗純露具抗氧化功能，香桃木純露可調節肌膚出油過多的問題，添加維他命 B_5 提供肌膚保溼。	使用質感較為清爽的甜杏仁油製作，杜松純露可調節肌膚出油過多問題，收斂油性皮膚毛孔粗大問題。薄荷純露具皮膚消炎鎮定功效，對於皮膚控油效果也不錯。

夜間
保養

清潔保濕潔顏慕斯（見第 232 頁）→控油控油補水精華露→調理平衡
調理乳液

用途	控油	調整膚質
品項	控油補水複方精華露 200ml	平衡調理乳液 100ml
材料	佛手柑純露…50ml 杜松純露…75 ml 檀香純露…50ml 蘆薈萃取液…10ml Vitamin B₅…10 克 蠶絲油…5 克	杏桃核仁油…8g 迷迭香純露…20ml 阿特拉斯雪松純露…42ml 羅馬洋甘菊純露…29ml 天然乳化劑粉…1 克 廣藿香精油…2 滴 佛手柑精油…1 滴 萬壽菊精油…2 滴
建議用法	外用/濕敷或噴灑	外用
製作方式	將所有材料秤量好均勻攪拌，裝入已消毒的容器中。	1. 將乳化劑粉加入杏桃核仁油中溶解 2. 加入所需純露，滴入精油均勻攪拌至乳狀，裝入已消毒的容器中。
使用方法	於每日清潔後，擦拭輕拍於臉上至吸收。	取約 10 元硬幣大小，均勻塗抹於全臉即可。
小氛享	配方中添加蘆薈萃取液做為鎮定油性肌膚容易發炎或痘瘡的問題，蠶絲油質地清爽、保濕，抗發炎及平衡油脂。	使用與甜杏仁油極相似的杏桃核仁油，同屬清爽細膩型的植物油，適合製作油性肌膚使用的保養性產品。雪松、迷迭香純露收斂毛孔、平衡油脂分泌。羅馬洋甘菊純露有效改善油性肌膚容易毛孔阻塞發炎的問題，有效平衡肌膚油水分泌均衡。

（3）急救保養

平衡調理純露面膜／核桃去角質霜

用途	油水平衡	去角質
品項	平衡調理純露面膜 100ml	核桃去角質霜 100ml
材料	高嶺土…50 克 玻尿酸…2 克 香桃木純露…20ml 杜松純露…28ml 茶樹精油…2 滴 玫瑰天竺葵精油…2 滴 檸檬精油…1 滴	木系純露…70ml （杜松、檜木、雪松） 未精緻酪梨油…23ml 蠶絲油…1 克 天然核桃粒…2 克 天然乳化劑粉…2 克 高嶺土…2 克
建議用法	外用/塗敷	外用/按摩
製作方式	將所有材料秤量後，純露與高嶺土攪拌至均勻，加入所需玻尿酸，滴上所需精油，裝入已消毒容器中即可。	1. 乳化劑粉加入油脂中溶解 2. 秤量純露將①加入攪拌，呈現乳霜狀後滴入蠶絲油，加入高嶺土、核桃粒攪拌至均勻，滴入所需精油，裝入已消毒容器即可。
使用方法	於每週進行一次週期性護理，塗敷於臉上 8-10 分鐘後清水洗淨，進行例行保養程序即可。	於每週或 2 週進行一次週期性的去角質，塗抹於臉上後以畫圓圈狀輕輕按摩全臉約 3-5 分鐘，避開眼周及嘴角之後，使用化妝棉擦拭乾淨。再使用潔顏慕斯做一般性清潔，進行例行性保養即可。
小氛享	油性肌膚適合使用高嶺土製作面膜，高嶺土具吸油特性，但不可在臉上超過 15 分鐘以上，易產生皺紋。	許多市售的去角質霜，大多添加核桃粒作為去角質使用，但售價皆不太親民，自製的這款去角質霜同樣使用天然核桃粒。木系純露具有幫助清潔的效果，成分清楚、簡單，在去角質的同時同步保養肌膚。

03 敏感性肌膚護理

| 敏感性肌膚特徵 |

　　敏感性肌膚通常好發在季節交替時，膚質變化會有明顯不同，膚質較為脆弱。溫度變化等物理刺激容易產生皮膚泛紅等現象，容易因為飲食、生活、環境的變化，皮膚容易出現發紅、搔癢、起疹子、脫皮或容易長痘痘，常因壓力或疲勞就長痘痘紅腫發炎、或粉刺；一換用新化妝保養品，皮膚就會出現問題；一曬到紫外線，肌膚就會容易發紅、痛。並且對化妝保養品某些成分敏感，例如：酒精、防腐劑、防曬劑、保濕劑、香料等。皮膚非常脆弱而薄，外界輕微的變化都有可能導致肌膚過敏。

| 敏感性肌膚保養重點 |

　　敏感肌膚在選擇保養的成份上是最需挑選且小心的，因為一用到不適合自己膚質的成份，皮膚便會馬上有反應，有些極度敏感的肌膚就算是全天然成分也會產生敏感現象。首先要先了解自己對那些成分過敏，在敏感肌膚的成份選擇上，我的建議是成份越簡單越好，避開不必要的可能刺激物，只使用精華露與植物香氛油作為平日保養即可。

| 敏感性肌膚保養程序 |

（1）推薦單方純露

‧金盞花純露

‧香蜂草純露

（2）推薦複方：鎮定消炎護理組

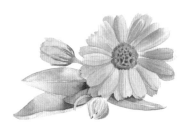

日間
保養

清潔 保濕潔顏乳→ 鎮定 Q10 保濕抗敏精華露→ 保濕 鎮定止癢保濕乳液

用途	清潔	鎮定、抗敏	保濕
品項	保濕潔顏乳 50ml	Q10 保濕抗敏精華露 200ml	鎮定止癢保濕乳液 100ml
材料	檀香純露…12ml 絲柏純露…12ml 胺基酸型起泡劑…15ml 丁二醇…1 克 酪梨油…7.5ml 天然乳化劑粉…2.5 克 檸檬精油…3 滴	金盞花純露…150ml 玫瑰純露…45ml 玻尿酸 1%原液…3 克 維他命 B_5…2 克	香蜂草純露…41ml 胡蘿蔔籽純露…41ml 角鯊烷…1 克 瓊崖海棠油…15ml 天然乳化劑粉…1.5 克 水溶性 Q10…0.5 克 玫瑰天竺葵精油…2 滴 花梨木精油…1 滴
建議用法	外用/清潔	外用/噴灑/輕拍/濕敷	外用/塗抹
製作方式	1. 乳化劑粉加入油脂中攪拌溶解。 2. 將所需液態材料秤量加入①，攪拌均勻滴入所需精油攪拌至乳狀，即可裝入已消毒空瓶內。	將所有純露秤量後加入所需添加物，倒入已消毒的容器內均勻搖晃即可。	1. 乳化劑粉加入油脂中攪拌溶解。 2. 所有材料秤量後加入①，滴入所需精油攪拌均勻至乳狀，即可裝入已消毒空瓶內。
使用方法	先將臉部肌膚用溫水打濕，將潔顏乳於手掌心搓開後，輕輕以指腹塗抹在臉部，以畫圓圈狀做清潔，溫水洗淨即可。	取適量以手指輕拍至全臉吸收。	取約 10 元硬幣大小，塗抹於全臉即可。
小氛享	檀香純露有著不錯的保濕功效，絲柏純露具收斂皮膚功能，胺基酸型起泡劑為較保濕型的起泡劑，適合乾性、敏感性肌膚選用。丁二醇為一般性保濕劑、溶劑，可溶解帶出肌膚上的髒污。酪梨油增加在清潔後皮膚的保濕感，油脂能附著皮膚形成保護膜，洗後較不會有緊繃、乾澀感。	金盞花純露適合敏感、脆弱型肌膚使用，金盞花可鎮定敏感性肌膚容易發紅敏感的狀況，加速肌膚修護、促進表皮細胞活化再生，可抑制發炎、消炎並癒合傷口。玫瑰純露同時適用於全系列膚質具保濕功效，添加玻尿酸及維他命 B_5 保濕。	香蜂草純露是敏感性肌膚適合的純露選項之一，香蜂草純露能鎮靜皮膚紅疹與濕疹搔癢的狀況。降低過敏發生的機率。胡蘿蔔籽純露同時舒緩容易敏感的皮膚。瓊崖海棠油能預防皺紋產生，保濕性佳，適用於脆弱型肌膚。Q10 提供抗氧化與抗皺功能。角鯊烷鎮定敏感性肌膚發癢、肌膚再生，這瓶乳液給予敏感肌膚全方位修護保養。

夜間
保養

清潔抗敏潔顏油→保濕敏感肌保濕精華露→滋潤低敏感滋潤乳霜

用途	清潔	保濕	滋潤
品項	敏感肌膚潔顏油 200ml	敏感肌保濕精華露 200ml	低敏感滋潤乳霜 100ml
材料	金盞花浸泡甜杏仁油…175ml 液態乳化劑…25ml 玫瑰天竺葵精油…6 滴 甜橙精油…4 滴	橙花純露…100ml 真正薰衣草純露…90ml 玻尿酸 1%原液…5 克 維他命 B₅…5 克	玫瑰果油…25ml 玫瑰純露…35ml 橙花純露…32ml 蠶絲油…3 克 神經醯胺…1 克 天然乳化劑粉…2 克 維他命 E…2 克 苦橙葉精油…2 滴 甜橙精油…1 滴
建議用法	外用 / 清潔	外用 / 噴灑 / 輕拍 / 濕敷	外用 / 塗抹
製作方式	將浸泡油秤量後加入液態乳化劑，即可裝入已消毒空瓶內。	將所有純露秤量後加入所需添加物，倒入已消毒的容器內均勻搖晃即可	1. 將乳化劑粉加入油脂中攪拌溶解 2. 所有材料秤量後攪拌，滴入所需精油攪拌均勻，即可裝入已消毒空瓶內。
使用方法	以手指採畫圓圈狀輕輕按摩，讓臉上的污垢及化妝品溶出，再用手沾上少許的水在臉上與油脂進行乳化，（變白色）大約進行 1 分鐘左右，再以衛生紙擦拭掉油品，如果覺得有油膩感可再以潔顏慕斯洗淨。	取適量以手指輕拍至全臉吸收。	取約 5 元硬幣大小塗抹於全臉。

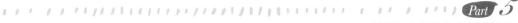

用途	清潔	保濕	滋潤
小氣享	這款潔顏油使用了金盞花浸泡甜杏仁油，甜杏仁油溫和清爽，金盞花是敏感肌膚的首選，不刺激肌膚，在清潔的同時也能保養皮膚。	橙花純露有增強細胞活動力的特性，能幫助細胞再生，增加皮膚彈性，適合成熟及脆弱型膚質使用。真正薰衣草純露適用全系列膚質，對於皮膚紅、熱及肌膚鎮定有著良好功效。如果肌膚狀況為超敏感性肌膚，可以直接使用複方調和的純露即可，其餘的添加物皆可不加喔。	玫瑰果油適合所有膚質使用，特別適用於敏感脆弱型肌膚，有再生健康肌膚的功能，蠶絲油促進膠原蛋白分泌、強效保濕。添加玫瑰與橙花純露處理敏感脆弱型肌膚容易乾燥的問題提供保濕性。維他命 E 增加抗氧化性。神經醯胺強化肌膚保濕鎖水，強化肌膚防禦保護能力，維持肌膚表皮完整性，緊實、鎖水。

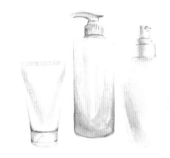

提醒 ···

以上敏感性肌膚系列配方，敏感性肌膚者，使用前先做過敏測試，擦拭於耳後或手挽內側 5 分鐘後，無紅、腫、癢等過敏反應再使用。

（3）急救保養

用途	修護
品項	**敏感肌膚護理油 15ml**
材料	玫瑰果油…7ml 甜杏仁油…7ml 蠶絲油…1 克 玫瑰草精油…1 滴 羅馬洋甘菊精油…1 滴
建議用法	外用/塗抹
製作方式	將所有油秤量後加入所需添加物，倒入已消毒的容器內均勻搖晃即可
使用方法	1-2 滴塗抹於全臉即可
小氛享	選用敏感性較低的玫瑰果油為主要基礎油，以甜杏仁油調和。蠶絲油具有高效保濕力，抗發炎，促進膠原蛋白分泌。另添加低劑量植物精油，將引發過敏的因素降到最低。

04 中性肌膚護理

| 中性肌膚特徵 |

　　不油不乾，不太容易長痘痘也不易生成皺紋，好上妝，不容易脫妝，不易過敏，膚質細緻、有彈性，就是中性皮膚，是最為理想的膚質狀態。

| 中性肌膚保養重點 |

　　中性肌膚應持續正確的保養，白天注意防曬，定期清除老化角質，維持皮膚油、水的平衡。注意飲食、生活習慣、保持愉快心情，預防皺紋提早出現。

| 中性肌膚保養程序 |

（1）推薦單方純露

・矢車菊純露

・岩玫瑰純露

・金縷梅純露

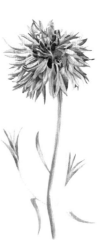

（2）推薦複方：亮顏緊緻修護組

日間
保養

清潔淨白潔顏乳→補水亮顏精華露→保濕荷荷芭滋潤乳液

用途	清潔	補水	保濕
品項	淨白潔顏乳 100ml	亮顏精華露 200ml	荷荷芭滋潤乳液 100ml
材料	胺基酸起泡劑…20ml 天然乳化劑粉…3 克 甜杏仁油…8ml 絲柏純露…26ml 檸檬純露…38ml 玻尿酸 1%原液…5 克	茉莉純露…93ml 矢車菊純露…96ml 維他命 B$_5$…5 克 玻尿酸 1%原液…5 克 熊果素萃取液…1 克	荷荷芭油…10ml 辣木油…5ml 天竺葵純露…40ml 檀香純露…40ml 蠶絲油…3.5 克 天然乳化劑粉…1.5 克 波旁天竺葵精油…3 滴 檀香精油…2 滴
建議用法	外用 / 清潔	外用 / 濕敷	外用 / 塗抹
製作方式	1. 乳化劑粉加入油脂攪拌溶解 2. 將其餘所需材料秤量好加入①攪拌至乳狀即可裝入已消毒空瓶。	將所有材料秤量好後裝入已消毒空瓶中，搖晃均勻即可。	1. 將乳化劑粉加入油脂內攪拌均勻 2. 所需純露秤量好後加入①，加入其餘添加物，滴入所需精油攪拌至乳狀即可裝入已消毒空瓶中。
使用方法	先將臉部肌膚用溫水打濕，將潔顏乳於手掌心搓開後，輕輕以指腹塗抹在臉部，以畫圓圈狀做清潔，溫水洗淨即可。	取適量以手指輕拍全臉至吸收。	取約 10 元硬幣大小，均勻塗抹於全臉即可。
小氛享	中性肌膚的清潔性用品上選項較多，能使用的純露品項也多，因為中性肌膚不太會有肌膚敏感及不適的狀況發生。夜間的水嫩潔顏慕斯使用了檸檬與羅馬洋甘菊純露能清潔與鎮定肌膚。潔顏乳中則使用絲柏純露收斂毛孔，檸檬純露提供清潔，各別加入玻尿酸，在清潔中給予皮膚保濕鎖水。	茉莉純露的香氛氣味也是屬於非常適用添加於護膚品中的，但花朵類無論精油或純露非常容易有混充的情形，因粹油率很低，售價高，因此市面上假的很多。	液態蠟的荷荷芭油親膚性極佳，皮膚吸收快，調和辣木油極為保濕、迅速吸收，清爽不油膩。天竺葵純露提供皮膚保溼，檀香純露抗皺防止細紋增生。這個配方使用取其純露香氣的特質與皮膚再生的功能。

夜間
保養

清潔水嫩潔顏慕斯→緊緻緊緻保濕精華露→美白修護精華液

用途	清潔	緊緻	美白
品項	水嫩潔顏慕斯 150ml	緊緻保濕精華露 200ml	修護精華液 50ml
材料	甜菜鹼起泡劑…30ml 檸檬純露…86ml 玻尿酸1%原液…2克 羅馬洋甘菊純露…32ml	岩玫瑰純露…130ml 檸檬純露…20ml 玫瑰純露…45ml 維他命 B5…2克 玻尿酸1%原液…3克	永久花純露…30ml 天竺葵純露…14ml 海藻酸鈉…1克 植物甘油…2克 維他命 B5…1克 玻尿酸…2克
建議用法	外用 / 清潔	外用 / 濕敷	外用 / 塗抹
製作方式	所有材料秤量好裝入已消毒慕斯瓶即可。	將所有材料秤量好後，裝入已消毒空瓶中，搖晃均勻即可。	1. 先將海藻酸鈉混合5ml 純露，攪拌至溶解。 2. 秤量其餘所需純露，將①加入植物甘油中再倒入所需純露內攪拌至黏稠狀 3. 加入所需添加物攪拌均勻，即可裝入已消毒的空瓶內
使用方法	將按出的泡沫均勻塗在臉上，以指腹由額頭→鼻子→臉頰→嘴巴四周→下巴，輕輕以畫圓圈狀做清潔（勿用力，容易產生皺紋），再用清水洗淨即可。	取適量以手指輕拍全臉至吸收。	取約5元硬幣大小塗抹於全臉即可。
小氣享	檸檬純露具有幫助清潔的功能，協同羅馬洋甘菊純露溫和與平緩肌膚的效果，用於製作中性肌膚使用的清潔慕斯是非常適合的，溫和但也具有清潔效果喔。	岩玫瑰純露具有抗皺緊緻的功效，而玫瑰純露則協同岩玫瑰純露加成效能，各別添加維他命 B5 及玻尿酸加強肌膚保濕與補水。	永久花純露協助肌膚黑色素沉著淡化，天竺葵純露提供保濕同時協同永久花純露達到更好的效能。

（3）急救保養

保濕加強果凍凍膜／清潔礦泥面膜／去角質乳霜

用途	保濕	清潔	去角質
品項	保濕加強果凍凍膜 100ml	清潔礦泥面膜 100ml	去角質乳霜 100ml
材料	矢車菊純露…20ml 天竺葵純露…20ml 玻尿酸 1%原液…5 克 維他命 B₅…5 克 蘆薈膠…40g 凝膠形成劑…10 克	薰衣草純露…24ml 岩玫瑰純露…24ml 高嶺土…40 克 礦泥粉…10 克 玻尿酸 1%原液…2g	甜杏仁油…15ml 檸檬純露…37 ml 檸檬馬鞭草純露…38ml 天然型乳化劑粉…2 克 天然核桃顆粒…3 克 植物甘油…2 克 蠶絲油…3 克
建議用法	外用/塗抹	外用/塗抹	外用/按摩
製作方式	將所有材料秤量後加入所需蘆薈膠與凝膠形成劑攪拌均勻。	將所有材料秤量好後，均勻攪拌至泥狀，即可裝入已消毒空瓶內。	1. 將乳化劑粉加入油脂中攪拌溶解。 2. 其餘所有材料秤量好加入①及加入核桃顆粒（不宜過多），攪拌至乳霜狀即可裝入已消毒容器內。
使用方法	每週 1 次以凍膜或礦泥面膜做保養，直接均勻塗抹於臉上靜待 10 分鐘後使用清水洗淨，之後做日常保養程序即可。	於每週 1 次，直接均勻塗抹於臉上靜待 10 分鐘後，使用清水洗淨，之後做日常保養程序即可。	取適量於指尖塗抹於臉上，以手指輕輕按摩，避開眼周及嘴角，後先以面紙擦拭再進行例行性洗臉保養程序即可，按摩需輕柔否則容易產生細紋喔。4 週使用一次增加保養品吸收能力。

用途	保濕	清潔	去角質
小氛享	矢車菊純露與天竺葵純露同時有收斂肌膚及給予皮膚保濕的功能，添加了玻尿酸及維他命 B$_5$ 在敷臉的同時加強給予肌膚鎖水。使用蘆薈膠與凝膠形成劑將液態改變成膠狀，增加保養品停留在皮膚上的時間。蘆薈同時給予淨白保濕功效。	中性肌膚較不易產生肌膚敏感的狀況，因此我們能使用的材料品項也較多，這裡用了薰衣草純露作用於鎮靜肌膚，岩玫瑰純露取其抗皺功能。使用了高嶺土與礦泥粉調合製作，這款面膜不宜敷在臉上過久的時間，大約 10 分鐘以內就需卸除以清水沖洗乾淨，不然反而容易產生皺紋。	檸檬純露對於皮膚油脂分泌有良好的抑制、去油脂功能，檸檬馬鞭草在去角質清潔的過程中幫助毛孔的收斂與幫助淨化。核桃粒不宜加入過多會讓皮膚過度摩擦，產生皮膚不舒服的狀況，若不喜愛太多的摩擦感可減少為 1 克也可以的。植物甘油提供保濕與幫助延展性，讓摩擦更柔順不傷皮膚。

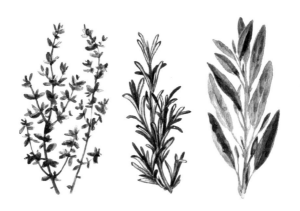

05 混合性肌膚護理

| 混合性肌膚特徵 |

　　混合性皮膚是大多數人的皮膚類型，又可分為混合偏油和混合偏乾。一般而言，夏天容易混合偏油，冬天容易混合偏乾。很多人會把混合性皮膚和油性皮膚混淆，最簡單的分辨方法是，油性皮膚是整張臉都會出油，混合性皮膚則是臉上的 T 字部位容易出油，其他部位，如臉頰，則呈現出中性或者乾性皮膚的特徵。

| 混合性肌膚保養重點 |

　　混合性肌膚是大多數人的肌膚狀況，皮膚容易因為氣候的狀況呈現油或乾的情形，在使用保養品上，如果是精華液可以只使用於臉頰兩側較乾的皮膚。避開 T 字部位，避免 T 字部位過於滋潤，可經常性的濕膚精華露化妝水於全臉補水，T 字部位可使用較清爽的乳液而臉頰兩側則可使用乳霜較為滋潤。使用保養油只需 1 滴輕擦於全臉，分區使用適合的保養品，調理油脂，水分的平衡，調整生活習慣規律化、注意飲食、睡眠、情緒等，克服影響皮膚變化的內、外在因素。

| 混合性肌膚保養程序 |

（1）推薦單方純露

‧橙花純露

‧玫瑰純露

‧檀香純露

‧岩玫瑰純露

（2）推薦複方：油水平衡嫩膚組

日間
保養

清潔茉莉保濕潔顏乳→淨化淨化保濕精華露→抗老活膚精華液→緊緻緊實保濕乳液

用途	清潔	淨化
品項	茉莉保濕潔顏乳 100ml	淨化保濕精華露 200ml
材料	甜杏仁油…8ml 甜菜鹼起泡劑…20ml 天然乳化劑粉…3 克 茉莉純露…35ml 杜松純露…32ml 1.3 丁二醇…2 克 檸檬精油…3 滴	真正薰衣草純露…50ml 大馬士革玫瑰純露…100ml 馬鞭草酮迷迭香純露…38ml 玻尿酸1%原液…10 克 蠶絲油…2 克
建議 用法	外用 / 清潔	外用 / 噴灑 / 輕拍 / 濕敷
製作 方式	1. 將乳化劑粉加入油脂中攪拌溶解 2. 其餘添加物秤量後，加入①攪拌至乳狀，裝入已消毒的瓶內即可。	將所有純露秤量後加入所需添加物攪拌均勻，倒入已消毒的容器內即可
使用 方法	清潔時，以手指採畫圓圈狀作平日臉部清潔，清水沖淨。如不慎進入眼睛，請以大量清水沖洗。	取適量以手指輕拍至全臉吸收。
小氛 享	杜松純露具有皮膚收斂毛孔的功能，調和茉莉純露的香氣與保濕功能，1.3丁二醇提供保濕，在洗完臉後較不會有緊繃的感覺。	薰衣草純露應用於修復肌膚再生，玫瑰純露提供肌膚保濕補水，迷迭香純露淨化、收斂皮膚，適用於混合性肌膚部分皮膚會油，部分皮膚會乾的膚質調理。添加玻尿酸加強皮膚保溼。蠶絲油補充強效保濕促進膠原蛋白分泌。

用途	抗老	緊緻
品項	活膚精華液 30ml	緊實保濕乳液 100ml
材料	絲柏純露…10ml 天竺葵純露…12ml 三仙膠…1 克 1.3 丁二醇…2 克 植物甘油…2 克 維他命 B$_5$…1 克 玻尿酸 1%原液…2 克	甜杏仁油…10ml 矢車菊純露 30ml 玫瑰純露…55ml 天然乳化劑粉…1 克 角鯊烷…1 克 玻尿酸 1%原液…2 克 植物性甘油…1 克 玫瑰天竺葵精油…2 滴 苦橙葉精油…2 滴
建議用法	外用/塗抹	外用/塗抹
製作方式	先將三仙膠加入 1.3 丁二醇內攪拌至三仙膠粉狀溶解，後秤量所需純露，將溶解好的三仙膠加入植物甘油再倒入所需純露內攪拌至黏稠狀，加入維他命 B$_5$ 及玻尿酸攪拌均勻即可裝入已消毒的空瓶內。	1. 將乳化劑粉加入甜杏仁油中溶解 2. 其餘材料秤量好，滴入所需精油，加入①，攪拌均勻至乳狀即可。
使用方法	取約 5 元硬幣大小，塗抹至全臉即可。	取約 10 元硬幣大小，均勻塗抹至全臉。
小氛享	中性、混合性肌膚可以選用的保養性添加物種類較多，因此我們可選用一些坊間常用的保養性添加物來交替製作使用，黃原膠（Xanthan gum，音譯作三仙膠），俗稱玉米糖膠、是一種醣類，通常由玉米澱粉製造。黃原膠一般當作食品的增稠劑使用，為粉狀，不溶於水，此處我們是用植物甘油（醇類）先去溶解它，後再添加入絲柏純露收斂毛孔，天竺葵純露用於平衡肌膚加強保濕效果。	甜杏仁油質地清爽透膚，適用所有膚質，更適合油性或中油混合性肌膚。矢車菊純露幫助肌膚緊實，玫瑰純露提供保濕水分補充，植物甘油及玻尿酸增加皮膚保溼度，角鯊烷為天然保濕劑，可幫助肌膚再生，活化肌膚新陳代謝。

夜間
保養

清潔天竺葵潔顏慕斯→補水潤澤保濕精華露→抗老嫩膚精華液→保濕
檸檬保濕乳液

用途	清潔	補水
品項	天竺葵潔顏慕斯 150ml	潤澤保濕精華露 200ml
材料	胺基酸起泡劑…30ml 玻尿酸 1%原液…3 克 天竺葵純露…85ml 香桃木純露…20ml 蘆薈萃取液…12 克	天竺葵純露…52ml 橙花純露…100ml 胡蘿蔔籽純露…40ml 維他命 B$_5$…3 克 玻尿酸 1%原液…5 克
建議用法	外用 / 清潔	外用 / 噴灑 / 輕拍 / 濕敷
製作方式	將所有材料秤量後，裝入已消毒的慕斯瓶內即可。	將所有純露秤量後加入所需添加物攪拌均勻，倒入已消毒的容器內即可
使用方法	以手指採畫圓圈狀作平日臉部清潔，清水沖淨。如不慎進入眼睛，請以大量清水沖洗。	取適量以手指輕拍至全臉吸收。
小氛享	選用天竺葵純露幫助混合性肌膚對於臉部 T 字部位的出油狀況給予控制，香桃木純露則幫助皮膚收斂淨化適用於所有膚質，蘆薈萃取液增加在洗臉時幫助鎮靜皮膚，具有些微的保濕功能。	使用橙花純露增加潤澤感與天竺葵純露複方搭配肌膚收斂，胡蘿蔔籽純露鎮靜中油性肌膚 T 字部位容易出油長粉刺的問題，維他命 B$_5$ 與玻尿酸增加皮膚保濕性，適用於中性與混合性肌膚。

用途	抗老	保濕
品項	**嫩膚精華液** 50ml	**檸檬保濕乳液** 100ml
材料	真正薰衣草純露…21ml 橙花純露…21ml 海藻酸鈉…1 克 蠶絲油…2 克 植物甘油…2 克 維他命 B₅…1 克 玻尿酸 1％原液…2 克	荷荷芭油…8ml 杜松純露…30ml 金縷梅純露…30ml 檸檬純露…29ml 蠶絲油…1.5 克 天然乳化劑粉…1.5 克 乳香精油…1 滴 依蘭精油…1 滴 波旁天竺葵精油…2 滴
建議用法	外用/塗抹	外用/塗抹
製作方式	1. 將海藻酸鈉加入蠶絲油中攪拌溶解 2. 秤量其餘所需材料加入①中，攪拌均勻至黏稠狀即可裝入已消毒空瓶中。	1. 將乳化劑粉加入荷荷芭油中溶解 2. 其餘材料秤量好，滴入所需精油，加入①，攪拌均勻至乳狀即可。
使用方法	取約 5 元硬幣大小，塗抹至全臉即可。	取約 10 元硬幣大小均勻塗抹至全臉。
小氛享	主成分橙花純露補水滋潤與薰衣草純露外加玻尿酸與 B₅ 增強保濕與鎖水。	荷荷芭油的分子結構與人體的皮膚相當接近，適用於所有類型的肌膚，能在肌膚表面形成一層保護層，用於製成乳液清爽性更佳。杜松與金縷梅純露提供皮膚收斂毛孔，檸檬純露防止肌膚黑色素沉著，蠶絲油強效保濕，滋養性極佳。這配方清爽，非常適合混合性、油性肌膚使用喔。

（3）急救保養

榛果收斂保養油／葡萄籽滋養油

用途	收斂毛孔	細胞再生
品項	**榛果收斂保養油** 15ml	**葡萄籽滋養油** 15ml
材料	榛果油…13ml 蠶絲油…1 克 角鯊烷…1 克 玫瑰草精油…1 滴 真正薰衣草精油…1 滴	葡萄籽油…13ml 蠶絲油…2 克 玫瑰天竺葵精油…1 滴 苦橙葉精油…1 滴
建議用法	外用/塗抹	外用/塗抹
製作方式	將所需的 2 種油脂混合秤量後，加入所需添加物，滴入所需精油，均勻搖晃即可。	將所需的蠶絲油加入葡萄籽油中，滴入所需精油，均勻搖晃即可。
使用方法	每週 1 次，取 1 圓硬幣大小，塗抹全臉，以滋潤油增加肌膚油脂供給量。	每週 1 次，取 1 圓硬幣大小，塗抹臉頰，促進皮膚細胞再生。
小氛享	榛果油是較為清爽性的植物油，質感細緻，有輕微的收斂毛孔功能，是混合性肌膚適用的油脂選項之一。中性肌膚也適用，適合早、晚使用，1 滴即可擦全臉。	葡萄籽油可增進細胞再生，屬於清爽性植物油，適用於任何膚質。用於混合性肌膚除了提供皮膚油脂修護外，也讓臉部的 T 字部位不會有過度油感的狀態。

06 青春痘護理

| 青春痘的原因 |

　　青春痘又稱痤瘡，發生的原因主要是因為青春期雄性雌激素分泌增加，皮脂腺分泌旺盛，毛囊開口處角化細胞也變得不易脫落，過多累積的皮脂使毛囊口形成粉刺。而此時痤瘡桿菌過度的生長，將皮脂的三酸甘油脂水解為油離脂肪酸，使得毛孔角化更加嚴重，在皮膚表皮形成紅腫的丘疹，如果持續惡化，就會在深處引起發炎的膿疱。此時毛囊破裂後釋出的皮脂、酵素，即破裂的毛囊壁和皮脂腺細胞流入真皮組織，則會引起更嚴重的發炎而形成結痂或是囊腫。如果沒有適當的處理，就會留下明顯的疤痕。

　　青春痘好發於青春期，主要原因是油脂分泌過盛、內分泌失調、精神緊張、熬夜、睡眠不足及遺傳、飲食習慣不良、或是不當的使用化妝品以及紫外線等因素。也有些生理的症狀會顯示在皮膚臉上，例如女性生理期容易出現在下巴周圍，階段性的壓力過大容易在額頭或臉頰兩側出現，如果單純出現在青春期的青春痘，因雄性激素的作用下皮脂的活性增加，導致油脂大量分泌，失去皮膚水分及油分的平衡，則是痤瘡發作最主要的因素。

| 青春痘肌膚保養重點 |

　　（1）清潔：使用能平衡及具去除油脂的純露品項，做好洗臉工作。

　　（2）褪紅：使用能止痛、消炎鎮靜型的純露消除痘痘紅腫，一天可多次擦於局部。

（3）疤痕淡化：使用植物油搭配精油及具修護淡疤功效的純露，每天多次局部濕敷及塗抹。

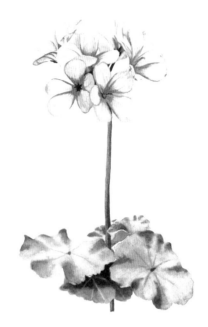

青春痘的形成原因有很多種，需先清楚是因生理狀況時造成的長痘，或是壓力型，再或是單純的青春期男性荷爾蒙分泌過盛。若是屬於生理，那麼有時生理期過後痘痘便會消失，此時便須做好淡化黑色素沉著的問題；若為壓力型的長痘，則需一併調整生活步調，放慢腳步，由內而外的調理，痘痘才能盡速退去。前期著重的重點在於徹底的清潔與肌膚的保濕，後期則著重在淡化疤痕部分，了解痘痘形成的原因再來護理它才是肌膚保健的基本原則。

｜青春痘肌膚保養程序｜

（1）推薦單方純露

以下依痘痘肌的三階段說明。

脂漏期：這階段皮膚的皮脂分泌很多，皮膚表面角質層無法正常代謝而囤積在毛囊內，再與空氣中的灰塵及污垢混合，累積越來越多，造成毛孔阻塞而突起。

適用純露：

玫瑰、天竺葵、矢車菊純露→保濕補充肌膚水分、鎮靜皮膚紅

癢。

亞特拉斯雪松純露、絲柏純露、檸檬純露→平衡過多油脂分泌、收斂、清潔、抗菌。

使用方法：局部加強濕敷

感染期：這階段的痤瘡桿菌以存在毛囊內的皮脂作為食物，開始增生，於是青春痘開始長大紅腫，輕微的叫丘疹，而較嚴重的為膿皰會表現在皮膚表層上，皮膚會感覺痛癢及紅腫。

適用純露：

洋甘菊、茶樹、沈香醇百里香、檸檬純露→消炎、鎮靜皮膚紅癢、疏通平衡。

真正薰衣草、檀香、薄荷、杜松純露→收斂、鎮定皮膚紅癢

使用方法：局部加強濕敷

結疤期：此階段為修復受傷的皮膚，治療後的表皮會因細胞的激增使得角質層增厚而結疤，因此皮膚會產生表面紅腫，疤痕或是不規則的凹凸疤痕。

適用純露：

胡蘿蔔籽、檸檬、永久花、金縷梅、沈香醇迷迭香純露→促進傷口結痂、淡化疤痕、修復細胞、提高肌膚亮度。

使用方法：局部加強濕敷

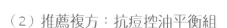

（2）推薦複方：抗痘控油平衡組

日間
保養

清潔收斂抗痘潔顏慕斯→控油清爽平衡精華露→抗痘抗痘平衡乳液

用途	清潔	控油	抗痘
品項	收斂抗痘潔顏慕斯 150ml	清爽平衡精華露 200ml	抗痘平衡乳液 100ml
材料	胺基酸起泡劑…30 克 玻尿酸 1%原液…15 克 阿特拉斯雪松純露…55ml 沈香醇百里香純露…20ml 矢車菊純露…30ml	沈香醇百里香純露…50ml 薄荷純露…50ml 天竺葵純露…87ml 甘草萃取液…5ml 玻尿酸 1% 原液…5 克 維他命 B₅…3 克	杜松純露…37ml 薰衣草純露…20ml 洋甘菊純露…30ml 甜杏仁油…10ml 天然乳化劑粉…1.5 克 蠶絲油…1.5 克 薰衣草精油…2 滴 亞特拉斯雪松精油…3 滴 佛手柑精油…1 滴
建議用法	外用 / 清潔	外用 / 噴灑 / 輕拍 / 濕敷	外用 / 塗抹
製作方式	將所有材料秤量後裝入慕斯瓶中搖晃均勻即可。	將所需純露及甘草萃取液秤量混合後，加入玻尿酸原液及維他命 B₅，取消毒過的攪拌棒均勻攪拌後即可。	1. 將乳化劑粉加入甜杏仁油中溶解 2. 秤量所需純露及滴入所需精油、蠶絲油加入①，均勻攪拌成乳狀即可。
使用方法	於每日臉部清潔，以手指採畫圓圈狀作平日臉部清潔，清水沖淨即可。如不慎進入眼睛，請以大量清水沖洗	在潔顏慕斯後使用，輕拍全臉直至吸收。	在清爽平衡精華露後使用，輕輕按摩全臉直至吸收。
小氛享	雪松、矢車菊純露有肌膚收斂及緊實保水功能，百里香純露選其抗菌，抗發炎功效在痘痘肌膚的使用上。玻尿酸提供在洗臉的同時給予多重保濕，使油、水能平衡。	百里香純露、甘草萃取液都具有消炎、抗菌功能，薄荷純露用於痘痘肌膚鎮靜發紅與舒緩肌膚，天竺葵純露提供皮膚保水、保濕，玻尿酸、維他命 B₅ 加強鎖水。	杜松純露具肌膚收斂功效，洋甘菊純露有抗發炎、抗菌功能，有痘痘發炎發紅的肌膚狀況給予幫助。薰衣草純露給予平衡鎮靜肌膚功能，這款乳液具收斂、保濕及鎮靜皮膚紅癢功效、適用於痘痘肌。

夜間
保養

清潔控油潔顏慕斯→抗痘抗痘舒緩精華露→控油控油平衡乳液

用途	清潔	抗痘	控油
品項	控油潔顏慕斯 150ml	抗痘舒緩精華露 200ml	控油平衡乳液 100ml
材料	甜菜鹼起泡劑…30ml 維他命 B₅…5 克 茶樹純露…60ml 檸檬純露… 55ml	洋甘菊純露…80ml 茶樹純露…30 ml 杜松純露…80 ml 玻尿酸 1%原液…10 克	絲柏純露…46ml 檸檬純露…10ml 馬鞭草酮迷迭香純露 …30ml 天然乳化劑粉…1 克 葡萄籽油…10ml 蠶絲油…3 克 苦橙葉精油…2 滴 玫瑰天竺葵精油…2 滴 絲柏精油…2 滴
建議用法	外用 / 清潔	外用 / 噴灑 / 輕拍 / 濕敷	外用 / 塗抹
製作方式	將所有材料秤量後裝入慕斯瓶中搖晃均勻即可。	將所需純露秤量混合後，加入玻尿酸原液，取消毒過的攪拌棒均勻攪拌即可。	1. 將乳化劑粉加入葡萄籽油中溶解 2. 秤量所需純露及滴入所需精油、蠶絲油加入①，均勻攪拌成乳狀即可。
使用方法	於每日臉部清潔，以手指採畫圓圈狀作平日臉部清潔，清水沖淨即可。如不慎進入眼睛，請以大量清水沖洗	在潔顏慕斯後使用，輕拍全臉直至吸收。	在抗痘舒緩精華露後使用，輕輕按摩全臉直至吸收。
小氛享	茶樹純露提供痘痘肌膚抑制細菌增生及清潔功效，檸檬純露則提供清潔過多油脂分泌。添加維他命 B₅ 增加保濕，讓清潔後的肌膚不乾澀緊繃。	在痘痘肌膚的使用上洋甘菊是非常適合的純露選項之一，洋甘菊具有良好抗發炎，鎮靜皮膚功效，茶樹也是抗菌極強的純露，杜松純露具有收斂肌膚功能，對於痘痘肌膚容易有毛孔粗大問題，給予肌膚收斂毛孔，在全方位收斂、抗菌。添加玻尿酸給予肌膚保濕。	在青春痘型的肌膚純露品項上木質系純露是不錯的配方之一，木質系純露具有收斂及清除油脂功能。絲柏純露提供收斂、檸檬具有清潔控制油脂分泌的功效、馬鞭草酮迷迭香用於提供痘痘肌膚淨化、鎮靜痘痘肌膚紅癢反應。

（3）急救保養

油水平衡凍膜／清爽修護礦泥面膜

用途	油水平衡	清爽修護
品項	油水平衡凍膜 200ml	清爽修護礦泥面膜 200ml
材料	羅馬洋甘菊純露…50ml 橙花純露…57ml 絲柏純露…60ml 海藻酸鈉…3 克 蘆薈膠…30 克	杜松純露…39ml 胡蘿蔔籽純露…13ml 聖約翰草純露…46ml 玻尿酸原液 1%…2 克 天然綠礦泥粉…20 克 高嶺土…80 克
建議用法	外用/塗敷	外用/塗敷
製作方式	每次取適量塗抹於臉上，避開眼周及嘴角，靜置 10 分鐘左右以清水洗淨即可。	1. 將所需純露秤量好後加入玻尿酸攪拌均勻 2. 將高嶺土及礦泥粉加入①，攪拌即可。
使用方法	1. 將所需純露秤量好後加入海藻酸鈉溶解攪拌至膠狀 2. 蘆薈膠加入①攪拌均勻即可。	每次取適量塗抹於臉上，避開眼周及嘴角，靜置 10 分鐘左右以清水洗淨即可。
小氛享	洋甘菊純露提供安撫肌膚作用，橙花純露補充肌膚水分，絲柏純露則用於收斂平衡油脂分泌。	杜松純露具收斂及潔淨肌膚功能，胡蘿蔔籽純露提供細胞組織修護，聖約翰草純露淡化疤痕，這款礦泥面膜具有吸附油脂的功能，不適合敷太久，大約 8-10 分鐘即可以清水洗淨。

（4）消炎除疤

消炎抗痘香氛保養油／淡化疤痕護理油

用途	消炎	除疤
品項	消炎抗痘香氛保養油 15ml	淡化疤痕護理油 15ml
材料	金盞花浸泡油…15ml 苦橙精油…1 滴 大西洋雪松…2 滴 茶樹…1 滴 沒藥精油…1 滴	玫瑰果油…15ml 芳樟精油…2 滴 胡蘿蔔籽精油…3 滴 永久花精油…1 滴
建議用法	外用/塗抹	外用/塗抹
製作方式	將所需精油滴入金盞花浸泡油，均勻搖晃即可。	將所需精油滴入玫瑰果油，均勻搖晃即可。
使用方法	局部塗抹於長痘痘的部分	局部塗抹於痘疤的部分
小氛享	金盞花浸泡油與茶樹精油和大西洋雪松精油同時具有消炎的功能，能給予發炎的肌膚消炎且消腫的功效。茶樹精油強效抗菌，沒藥精油處理發炎的暗瘡，苦橙精油促進循環，協同其它精油達到最佳功效。	玫瑰果油具有肌膚組織再生及淡化疤痕功能，胡蘿蔔籽精油提供修護肌膚，永久花精油用於處理黑色素沉澱問題，芳樟精油協同上述 2 種精油達到最佳使用效能。

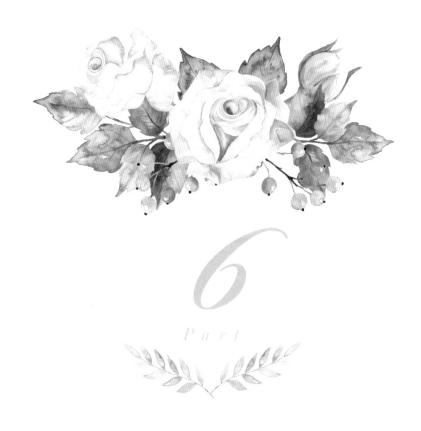

Part 6

純露生活應用配方

每一種症狀或困擾，皆提供 2 種以上配方，每種配方建議使用不超過 45 天，最好使用 2～3 種配方輪流使用，達到最佳功效。部分只有一種配方的症狀，則是短期服用。

魅力無限

01 保濕

（1）補水精華露 200ml

· 岩玫瑰純露…100ml

· 檀香純露…50ml

· 檸檬馬鞭草純露…47ml

· 玻尿酸 1%原液…3 克

| 建議用法 |

外用／噴灑／濕敷

| 製作方法 |

將所有材料秤量好後裝入已消毒空瓶中，搖晃均勻即可。

| 使用方法 |

均勻噴灑於臉部，輕拍幫助吸收。可再抹上乳液鎖住水分。

（2）補水精華露 200ml

· 茉莉純露…100ml

· 矢車菊純露…95ml

· 玻尿酸 1%原液…5 克

| 建議用法 |

外用／噴灑／濕敷

| 製作方法 |

將所有材料秤量好後裝入已消毒空瓶中，搖晃均勻即可。

| 使用方法 |

　　均勻噴灑於臉部，輕拍幫助吸收。可再抹上乳液鎖住水分。

| 小氣享 |

　　肌膚在乾燥的狀態下，若只不斷在臉上噴水只會讓皮膚更乾燥，就像嘴唇乾燥卻一直用口水舔它，嘴唇只會更乾的情況一樣。所以，使用天然的純露來補水是最好的方式。

⑫ 抗敏

| 推薦單方 |

· 香蜂草純露
· 羅馬洋甘菊純露

（1）抗敏感精華露 200ml

· 羅馬洋甘菊純露…120ml
· 真正薰衣草純露…60 ml
· 胡蘿蔔籽純露…20ml

| 建議用法 |

　　外用／濕敷

| 製作方法 |

　　將所有材料秤量好後裝入已消毒空瓶中，搖晃均勻即可。

| 使用方法 |

　　使用化妝棉直接濕敷於患處，每日數次，每次約 10 分鐘。

（2）抗敏感精華露 200ml

· 金盞花純露…120ml
· 香蜂草純露…60ml
· 玫瑰純露…20ml

| 建議用法 |

　　外用／濕敷

| 製作方法 |

　　將所有材料秤量好後裝入已消毒空瓶中，搖晃均勻即可。

| 使用方法 |

　　使用化妝棉直接濕敷於患處，每日數次，每次約 10 分鐘。

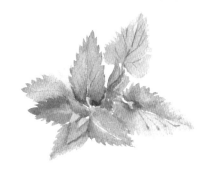

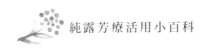
03 抗皺

| 推薦單方 |

· 玫瑰純露

· 檀香純露

（1）抗皺精華露 200㎖

· 玫瑰純露…100ml

· 檀香純露…50ml

· 矢車菊純露…50ml

| 建議用法 |

外用／濕敷

| 製作方法 |

將所有材料秤量好後裝入已消毒空瓶中，搖晃均勻即可。

| 使用方法 |

使用化妝棉直接濕敷於皺紋，每日 2-3 次，每次約 10 分鐘。

（2）抗皺精華露 200㎖

· 金縷梅純露…98ml

· 玫瑰純露…100ml

· 玻尿酸 1％原液…2 克

| 建議用法 |

外用／濕敷

| 製作方法 |

將所有材料秤量好後裝入已消毒空瓶中，搖晃均勻即可。

| 使用方法 |

使用化妝棉直接濕敷於皺紋，每日 2-3 次，每次約 10 分鐘。

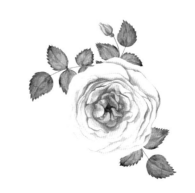

04 清潔卸妝

（1）潔顏卸妝油 200㎖

· 椰子油…100ml

· 甜杏仁油…40 ml

· 橄欖油…40 ml

· 液態乳化劑…20ml

| 建議用法 |

外用／清潔

| 製作方法 |

將所需油脂秤量好後，加入卸妝型乳化劑均勻搖晃即可。

| 使用方法 |

以指尖在臉上輕畫圓圈狀使化妝品及髒污溶出，再以面紙擦拭掉。並使用保濕潔顏慕斯（見第 232 頁）清潔洗臉。

（2）去油潔顏乳 150ml

· 檜木純露…100ml

· 甜菜鹼起泡劑…30ml

· 丁二醇…2 克

· 天然乳化劑粉…3 克

· 酪梨油…15ml

| 建議用法 |

外用／清潔

| 製作方法 |

將所有材料秤量後，加入天然乳化劑粉攪拌至濃稠乳狀。

| 使用方法 |

以指尖在臉上輕畫圓圈狀直至化妝品及髒污溶出，再以面紙擦拭掉。並使用保濕潔顏慕斯（見第 232 頁）清潔洗臉。

| 小氛享 |

木質系列的純露都很適合來做清潔型的產品，因它的去油功能很棒，不一定要使用檜木，可以挑選自己喜愛的氣味，例如台灣有產的：松木，沉香，肖楠木。保養需從清潔卸妝開始，在清潔的過程中植物油是很好的選擇，可一邊清潔一邊提供肌膚植物油脂的保養與修護，同時減少因擦拭的過程造成細紋的產生。

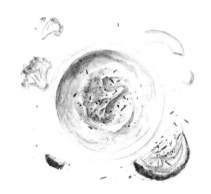

05 皮膚曬傷

| 推薦單方 |

· 薰衣草純露

· 胡椒薄荷純露

（1）鎮定平衡精華露 200㎖

· 薰衣草純露…100ml

· 永久花純露…40ml

· 胡椒薄荷純露…60ml

| 建議用法 |

外用／濕敷／噴灑

| 製作方法 |

將所有材料秤量好後裝入已消毒空瓶中，搖晃均勻即可。建議放置冰箱中冷藏保存。

| 使用方法 |

1. 使用化妝棉直接濕敷於曬傷部位，每次約 10 分鐘，每日至少 3-4 次。

2. 均勻噴灑於曬傷部位，每日至少 3-4 次。

（2）舒緩凝露 200㎖

· 玫瑰草純露…50ml

· 橙花純露…50ml

· 羅馬洋甘菊純露…70ml

· 蘆薈膠…30 克

| 建議用法 |

外用／濕敷

| 製作方法 |

將所有材料秤量好後加入蘆薈膠，攪拌至稠狀即可裝瓶。

| 使用方法 |

使用化妝棉直接濕敷於曬傷部位，每次約 10 分鐘，每日至少 3-4 次。

| 小氛享 |

玫瑰草精油是處理肌膚問題的第一把交椅，玫瑰草純露的應用更為廣泛，可收斂曬傷後的敏感肌膚，鎮定止痛。羅馬洋甘菊用於處理此時發炎的表皮肌膚，橙花用來提供肌膚滋潤協同另 2 種純露達到最大效能。

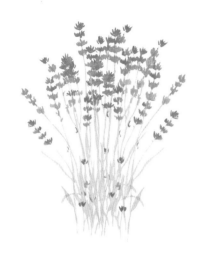

外用／噴灑

| 製作方法 |

將所有材料秤量後滴入所需精油，裝入已消毒的容器，使用前須搖一搖。

| 使用方法 |

在每日洗髮後濕髮狀態時均勻噴灑在頭皮上，輕輕按摩，吹乾頭髮即可。

（2）頭皮精華露 200ml

06 頭皮保養

| 推薦單方 |

· 阿特拉斯雪松純露

· 松木純露

（1）頭皮精華露 200ml

· 胡椒薄荷純露⋯60ml

· 天竺葵純露⋯50ml

· 迷迭香純露⋯30ml

· 阿特拉斯雪松純露⋯30ml

· 沈香醇百里香純露⋯30ml

· 馬鞭酮迷迭香精油⋯8 滴

· 羅馬洋甘菊精油⋯5 滴

· 椴樹花純露⋯50ml

· 羅馬洋甘菊純露⋯50ml

· 檀香純露⋯70ml

· 檸檬純露⋯30ml

· 冬季香薄荷⋯5 滴

· 芳樟精油⋯5 滴

· 沒藥精油⋯8 滴

· 甜橙精油⋯2 滴

| 建議用法 |

外用／噴灑

| 製作方法 |

　將所有材料秤量後滴入所需精油，裝入已消毒的容器，使用前需搖一搖。

| 使用方法 |

　在每日洗髮後濕髮狀態時均勻噴灑在頭皮上，輕輕按摩，吹乾頭髮即可。

| 小氣亭 |

　這 2 款精華露非常適合用來處理頭皮或頭髮容易出油，頭皮癢，頭皮容易長痘痘的脂漏性皮膚炎型肌膚上，用於每日頭皮護理，平日也可當頭髮噴露，噴灑於頭髮上去除一些不好的氣味。2 個配方每 2 週交替使用。

07 香水

（1）愛情靈藥淡香水　30ml

· 檸檬馬鞭草純露…15ml

· 天竺葵純露…10ml

· 檀香純露…5ml

· 甜橙精油…3 滴

· 玫瑰天竺葵精油…3 滴

· 苦橙葉精油…2 滴

· 檀香精油…3 滴

| 建議用法 |

　外用／噴灑

| 製作方法 |

　將純露秤量調和後滴入所需精油，裝入已消毒噴霧瓶內。

| 使用方法 |

　使用前需搖一搖，噴灑全身。

（2）擁抱幸福淡香水　50ml

· 橙花純露…20ml

· 迷迭香純露…15ml

· 絲柏純露…10ml

· 檸檬純露…5ml

· 檸檬精油…3 滴

· 迷迭香精油…2 滴

· 薰衣草精油…3 滴

· 雪松精油…3 滴

｜建議用法｜

外用／噴灑

｜製作方法｜

將純露秤量調和後滴入所需精油，裝入已消毒噴霧瓶內。

｜使用方法｜

使用前需搖一搖，噴灑於身上。

｜建議用法｜

外用／噴灑

｜製作方法｜

將純露秤量調和後滴入所需精油，裝入已消毒噴霧瓶內。

｜使用方法｜

使用前需搖一搖，噴灑全身。

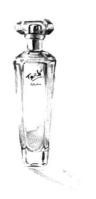

（3）好人緣淡香水 30ml

· 天竺葵純露…15ml

· 玫瑰純露…15ml

· 甜橙精油…2 滴

· 玫瑰天竺葵精油…3 滴

· 廣藿香精油…2 滴

· 檀香精油…4 滴

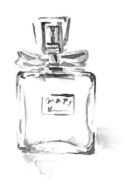

（4）點燃愛火淡香水 30ml

· 依蘭純露…10ml

· 檸檬純露…10ml

· 橙花純露…10ml

· 薰衣草精油…2 滴

- 迷迭香精油…2 滴
- 依蘭精油…3 滴
- 雪松精油…2 滴
- 檀香精油…3 滴

| 建議用法 |

外用／噴灑

| 製作方法 |

將純露秤量調和後滴入所需精油，裝入已消毒噴霧瓶內。

| 使用方法 |

使用前需搖一搖，噴灑全身。

| 小氛享 |

橙花是一種極為放鬆的香氛選項，它讓愛情有費洛蒙般的迷幻，讓人享受在愛中甜美的滋味，依蘭更為情感催化非常需要的不二選項，新人蜜月必備。

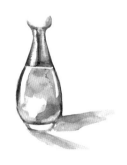

08 滋潤眼睛

| 推薦單方 |

- 矢車菊純露
- 羅馬洋甘菊純露

（1）滋潤護眼眼膜 200ml

- 矢車菊純露…100ml
- 黑醋栗純露…20ml
- 德國洋甘菊純露…80ml

| 建議用法 |

外用／濕敷

| 製作方法 |

將所有材料秤量好後裝入已消毒空瓶中，搖晃均勻即可。

| 使用方法 |

1. 眼睛閉上後，使用化妝棉直接濕敷於眼皮上，每日可數次，每次約 10 分鐘。
2. 閉上眼睛均勻噴灑於眼周，輕拍幫助吸收，每日可數次。

| 小氛享 |

這款配方適合用於眼睛需長時間使用電腦、電視，而產生眼

睛痠澀，疲勞症狀的人使用。

（2）濕敷護眼膜 200㎖

· 矢車菊純露…100ml

· 羅馬洋甘菊純露…50ml

· 香桃木純露…50ml

┃建議用法┃

外用／濕敷／噴灑

┃製作方法┃

將純露秤量調和後，裝入已消毒的噴霧瓶，可購買市售乾燥眼膜，或化妝棉。

┃使用方法┃

噴濕眼膜後貼在雙眼上 5 至 10 分鐘，可舒緩眼睛疲勞。

┃小氣幸┃

這配方適合用於眼睛容易疲勞，或每日騎車接觸髒空氣的眼睛護理上，可舒緩因空氣髒污而造成的眼睛不適。

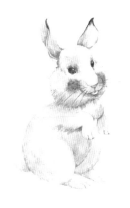

解壓好眠

01 消除痠痛

（1）消除痠痛純露飲 20ml

- 玫瑰草純露…5ml
- 羅馬洋甘菊純露…5ml
- 聖約翰草純露…5ml
- 檸檬馬鞭草純露…5ml

| 建議用法 |

將純露加入 1000ml 的水或飲品中，一天分成 2～3 次喝完即可。

| 使用方法 |

純露的飲用療程必須持續 30 天後停止 1 週，配方 1、2 輪替使用。

| 備註 |

飲用的純露建議有機認證純天然級的產品才可飲用。

（2）消除痠痛純露飲 20ml

- 檸檬純露…5ml
- 德國洋甘菊純露…10ml
- 天竺葵純露…5ml

| 建議用法 |

將純露加入 1000ml 的水或飲品中，一天分成 2～3 次喝完即可。

| 使用方法 |

純露的飲用療程必須持續 30 天後停止 1 週，配方 1、2 輪替使用。

| 備註 |

飲用的純露建議有機認證純天然級的產品才可飲用。

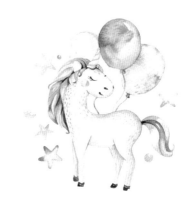

⓶ 舒緩疼痛

（1）舒緩疼痛凝露　50ml

· 鼠尾草純露…27ml

· 天竺葵純露…20ml

· 白株樹精油…10 滴

· 野馬鬱蘭精油…8 滴

· 佛手柑精油…8 滴

· 薰衣草精油…4 滴

· 海藻酸鈉…3 克

| 建議用法 |

　　外用／塗抹

| 製作方法 |

　　將純露秤量加入海藻酸鈉，滴入所需精油後，攪拌均勻即可。

| 使用方法 |

　　夏天時適合使用清爽型的凝露，擦於局部疼痛處即可。

| 備註 |

　　孕婦及兒童請勿使用。

（2）舒緩腿部疼痛按摩油 50ml

· 聖約翰草油…50ml

· 快樂鼠尾草精油…8 滴

· 檸檬精油…5 滴

· 白株樹精油…10 滴

· 沈香醇百里香精油…7 滴

| 建議用法 |

　　外用／塗抹／按摩

| 製作方法 |

　　將所有材料秤量後，滴入所需精油，裝入已消毒的容器。

| 使用方法 |

　　日常久站雙腳腫脹疼痛時使用，按摩幫助吸收。

| 備註 |

　　孕婦及兒童請勿使用。

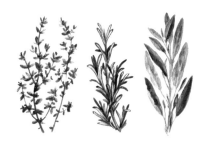

（3）五十肩疼痛舒緩凝膠 50ml

· 薰衣草純露…28ml

· 檸檬純露…20ml

· 白株樹精油…10 滴

· 檸檬精油…6 滴

· 丁香花苞精油…7 滴

· 野馬鬱蘭精油…7 滴

· 海藻酸鈉…2 克

| 建議用法 |

外用／塗抹／按摩

| 製作方法 |

1. 將純露秤量調和後加入海藻酸
   鈉攪拌。

2. 將精油滴入步驟 1 的複方中攪
   拌均勻，裝入已消毒的按壓
   瓶。

| 備註 |

孕婦及兒童請勿使用。

| 小氛享 |

以上這 3 款舒緩疼痛配方，
都非常適合用在平日有偏頭痛，
肩頸痠痛或久站雙腳腫脹疼痛的
問題上。也適合上班族整日面對
電腦的手腕痠痛及疲勞等症狀。

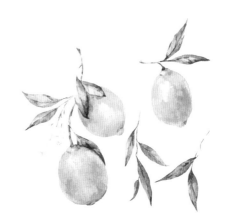

03 消除疲勞

內服

（1）放鬆舒緩純露飲　20㎖

· 胡蘿蔔籽純露…6ml

· 聖約翰草純露…5ml

· 格陵蘭苔純露…9ml

| 建議用法 |

將純露加入 1000ml 的水或
飲品中，一天分成 1～2 次喝完
即可。

| 使用方法 |

純露的飲用療程必須持續
30 天後停止 1 週，兩種配方輪

替使用。

| 備註 |

　飲用的純露必須是天然有機認證的純露才能飲用。

（2）放鬆舒緩純露飲　20ml

· 穗甘松純露…6ml

· 百里酚百里香純露…5ml

· 鼠尾草純露…9ml

| 建議用法 |

　將純露加入 1000ml 的水或飲品中，一天分成 1～2 次喝完即可。

| 使用方法 |

　純露的飲用療程必須持續 30 天後停止 1 週，兩種配方輪替使用。

| 備註 |

　飲用的純露必須是天然有機認證的純露才能飲用。

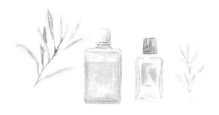

外用

（1）放鬆舒緩按摩油　30ml

· 山金車浸泡油 30ml

· 穗甘松精油…5 滴

· 綠花白千層精油…10 滴

· 快樂鼠尾草精油…8 滴

· 葡萄柚精油…7 滴

| 建議用法 |

　外用／塗抹／按摩

| 製作方法 |

　將精油滴於基礎油中，裝入已消毒滴瓶或滾珠瓶中。

| 使用方法 |

　於每日洗澡前塗抹按摩後，進行泡澡。

| 備註 |

　孕婦及兒童請勿使用。

（2）放鬆舒緩精華凝露　30ml

· 橙花純露…8ml

· 羅馬洋甘菊純露…20ml

· 野馬鬱蘭精油…8 滴

· 檸檬精油…7 滴

· 真正薰衣草精油…10 滴

· 苦橙葉精油…5 滴

· 海藻酸納…2 克

| 建議用法 |

　外用／塗抹／按摩

| 製作方法 |

1. 純露秤量後加入海藻酸納攪拌至黏稠狀。

2. 將精油滴入步驟 1 的複方中攪拌均勻，裝入已消毒的按壓瓶。

| 使用方法 |

　在沐浴後塗抹於太陽穴及胸口處。搭配精油薰香。

| 備註 |

　孕婦及兒童請勿使用。

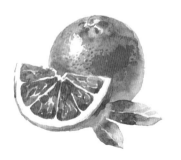

04 抒解焦慮

（1） 很放心噴霧 50ml

· 橙花純露…20ml

· 檀香純露…15ml

· 聖約翰草純露…15ml

| 建議用法 |

　外用／噴灑

| 製作方法 |

　將純露秤量調和後裝入已消毒噴霧瓶內即可。

| 使用方法 |

　在情緒緊張或焦慮無法做決定時，噴灑於身體和臉部，做深度呼吸的吐納。

（2） 很放心噴霧 50ml

· 椴樹花純露…15ml

· 檸檬馬鞭草純露…20ml

· 檸檬純露…15ml

| 建議用法 |

　外用／噴灑

| 製作方法 |

　將純露秤量調和後裝入已消

毒噴霧瓶內即可。

| 使用方法 |

在情緒緊張或焦慮無法做決定時，噴灑於身體和臉部，做深度呼吸的吐納。

| 小氛亭 |

檀香純露給人沉穩安定的感受，噴灑在空間裡可以安撫人焦躁不安的情緒。聖約翰草純露對神經系統有鎮定的功效，它的氣味能讓人感受安全與確定。細緻的橙花純露安撫自己不安的情緒。

配方一的純露噴霧給人很放心的感受，能在短暫的時間內給予自己能量再繼續往前行。

椴樹花純露對濕疹及搔癢症狀很有效，且具有安寧功效。檸檬馬鞭草用來對抗壓力及焦慮，檸檬純露則為這噴霧加上一絲清新的氣味。

配方二的純露噴霧給人放鬆且安全的感受，在需要下決定時

也推薦使用。

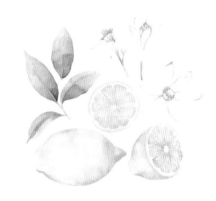

05 一夜好眠

內服（孕婦／兒童禁用）

（1）好睡純露飲　20ml

· 檸檬馬鞭草純露 8ml
· 西洋蓍草純露…7ml
· 穗甘松純露…5ml

| 建議用法 |

每日飲用 1-2 次。睡前 2 小時避免飲用，以免夜晚起床上廁所中斷睡眠。睡前搭配「好好睡精油薰香配方」（見第 277 頁），效果更好。可稀釋於 1 公升的飲

用水中,當天喝完。

| 使用方法 |

　　純露的飲用療程必須持續 30 天後停止 1 週,兩種配方輪替使用。

| 備註 |

　　飲用的純露必須是天然有機認證的純露才能飲用。

(2) 好睡純露飲　20ml

- 羅馬洋甘菊純露⋯7ml
- 聖約翰草純露⋯8ml
- 香蜂草純露⋯5ml

| 建議用法 |

　　每日飲用 1-2 次。睡前 2 小時避免飲用,以免夜晚起床上廁所中斷睡眠。睡前搭配「好好睡精油薰香配方」(見第 277 頁),效果更好。可稀釋於 1 公升的飲用水中當天喝完。

| 使用方法 |

　　純露的飲用療程必須持續 30 天後停止 1 週,兩種配方輪替使用。

| 備註 |

　　飲用的純露必須是天然有機認證的純露才能飲用

| 小氛亭 |

　　睡眠的問題可能包含很多原因,有些是工作壓力引起,有些是環境問題引起,有些是更年期問題引起。處理失眠的問題最好先找出問題的原因,就醫也是一個不錯的選擇,先了解自身的情況後再給予自己芳療輔助幫忙。

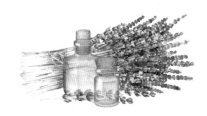

薰香/噴霧(孕婦/兒童適用)

(1) 安眠舒緩噴霧　50ml

- 玫瑰純露⋯10ml
- 真正薰衣草純露⋯30ml
- 馬鬱蘭純露⋯10ml

| 建議用法 |

外用／噴灑

| 製作方法 |

將秤量好的純露裝入已消毒容器內即可。

| 使用方法 |

於就寢前 5 分鐘噴灑於枕頭上或被單上。

（2）好好睡精油薰香配方

· 馬鬱蘭精油⋯10 滴

· 檸檬精油⋯5 滴

· 真正薰衣草精油⋯10 滴

| 建議用法 |

外用／擴香

| 使用方法 |

於睡前使用薰香機進行擴香，舒眠效果極佳。

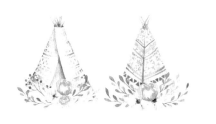

外用（孕婦／兒童禁用）

（1）助眠舒緩凝膠 50ml

· 快樂鼠尾草純露⋯30ml

· 玫瑰純露⋯17ml

· 丁香花苞精油⋯5 滴

· 佛手柑精油⋯8 滴

· 檸檬馬鞭草精油⋯10 滴

· 真正薰衣草精油⋯7 滴

· 蘆薈膠⋯3 克

| 建議用法 |

外用／塗抹

| 製作方法 |

將純露秤量好滴入精油後，再加入蘆薈膠攪拌均勻，裝入已消毒的按壓瓶中。

| 使用方法 |

於每日起床及睡前塗抹於胸口，太陽穴。

| 小教室 |

冬天可將蘆薈膠省略，將純露改為植物油即可，但如果妳不喜愛植物油沾上床單容易會有油味，使用純露製作即可。

（2）好好睡香氛油 30ml

- 荷荷芭油 30ml
- 馬鬱蘭精油…10 滴
- 洋茴香精油…5 滴
- 檸檬精油…5 滴
- 肉豆蔻精油…10 滴

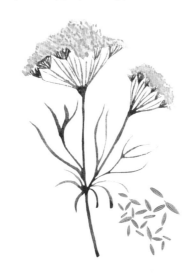

（3）好好睡香氛油 30ml

- 聖約翰草油 30ml
- 真正薰衣草精油…10 滴
- 快樂鼠尾草精油…8 滴
- 苦橙葉精油…8 滴
- 佛手柑精油…2 滴
- 穗甘松精油…2 滴

| 建議用法 |

外用／塗抹／按摩

| 製作方法 |

將精油滴入基底油攪拌均匀。

| 使用方法 |

每日 2 次塗抹於四肢、胸口，睡前擦於手掌深呼吸 3 次，睡前搭配「好好睡精油薰香配方」（見第 277 頁），效果更好。

06 提神醒腦

（1）提神醒腦凝露 50ml

- 胡椒薄荷純露…30ml
- 檸檬純露…18ml
- 馬鞭草酮迷迭香精油…8 滴
- 甜橙精油…5 滴
- 冬青精油…7 滴
- 海藻酸鈉…2 克

| 建議用法 |

外用／塗抹

| 製作方法 |

1. 將純露秤量調和後加入海藻酸鈉攪拌。

2. 將精油滴入步驟 1 的複方中攪拌均勻，裝入已消毒的按壓瓶。

| 使用方法 |

　　午後容易昏昏欲睡，或有時提不起精神，將這款凝露先於手掌心深呼吸 2-3 次後，擦在兩側太陽穴及胸口，可以讓自己重新提振精神。

| 備註 |

　　孕婦與兒童及有高低血壓患者請勿使用。

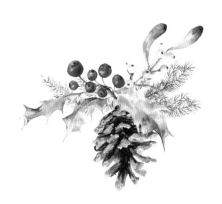

（2）提神醒腦凝露 50ml

· 西洋蓍草純露…30ml

· 馬鞭草酮迷迭香純露…18ml

· 松針精油…5 滴

· 沈香醇百里香精油…5 滴

· 芳樟精油…3 滴

· 胡椒薄荷 7 滴

· 海藻酸鈉 2 克

| 建議用法 |

　　外用／塗抹

| 製作方法 |

1. 將純露秤量調和後加入海藻酸鈉攪拌。

2. 將精油滴入步驟 1 的複方中攪拌均勻，裝入已消毒的按壓瓶。

| 使用方法 |

　　午後容易昏昏欲睡，或有時提不起精神，將這款凝露先於手掌心深呼吸 2-3 次後，擦在兩側太陽穴及胸口，可以讓自己重新提振精神。

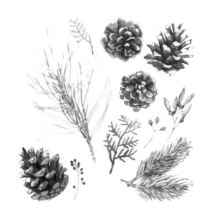

07 提振精神

內服

（1）提振精神純露飲 20ml

- 天竺葵純露…8ml
- 格陵蘭苔純露…7ml
- 穗甘松純露…5ml

| 建議用法 |

　　將純露加入 1000ml 的水或飲品中，一天分成 1～2 次喝完即可。

| 使用方法 |

　　純露的飲用療程必須持續 30 天後停止 1 週，兩種配方輪替使用。

| 備註 |

　　飲用的純露必須是天然有機認證的純露才能飲用。

（2）提振精神純露飲 20ml

- 杜松純露…8ml
- 檸檬純露…7ml
- 鼠尾草純露…5ml

| 建議用法 |

　　將純露加入 1000ml 的水或飲品中，一天分成 1～2 次喝完即可。

| 使用方法 |

　　純露的飲用療程必須持續 30 天後停止 1 週，兩種配方輪替使用。

| 備註 |

　　飲用的純露必須是天然有機認證的純露才能飲用。

外用

（1）提振精神按摩油 50ml

- 澳洲核桃油…50ml

· 晚香玉精油…5 滴

· 葡萄柚精油…15 滴

· 山雞椒精油…15 滴

· 真正薰衣草精油…15 滴

| 建議用法 |

外用／塗抹／按摩

| 製作方法 |

將精油滴於基礎油中，裝入
已消毒瓶中。

| 使用方法 |

塗抹於四肢，手掌，胸口及
脖子，輕輕按摩吸收。

| 備註 |

孕婦及兒童請勿使用。

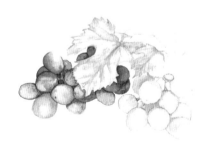

08 淨化磁場

（1）居家淨化磁場噴霧 50ml

· 乳香純露…20ml

· 阿特拉斯雪松純露…20ml

· 天竺葵純露…10ml

| 建議用法 |

外用／噴灑

| 製作方法 |

將純露秤量調和後裝入已消
毒噴霧瓶內即可。

| 使用方法 |

噴灑於室內空間內。

（2）加強版淨化噴霧 50ml

· 乳香純露…20ml

· 阿特拉斯雪松純露…20ml

· 天竺葵純露…10ml

· 安息香精油…5 滴

· 欖香脂精油…3 滴

| 建議用法 |

外用／噴灑

| 製作方法 |

　　將純露秤量好加入精油均勻攪拌後，裝入已消毒容器內即可。

| 使用方法 |

　　使用前需搖一搖，噴灑於室內空間內。

（3）敏感體質淨化噴霧 50ml

· 檀香純露…30ml

· 杜松純露…10ml

· 穗甘松純露…10ml

| 建議用法 |

　　外用／噴灑

| 製作方法 |

　　將純露秤量調和後裝入已消毒噴霧瓶內即可。

| 使用方法 |

　　噴灑於全身及室內或戶外空間。

| 小氛字 |

　　學員有次要買新屋，她的體質屬於極敏感性體質，很容易發現第 3 空間的事物，那段時間她與先生不斷看屋，每次前往看屋，進屋前都會使用這款淨化噴霧做自身磁場防護，那段時間並無有任何身體不適的狀況發生，也買到自己喜歡的房子喔。以上配方也適用於農曆 7 月，或平日外宿，及若有需要前往醫院或喪葬場所時使用。

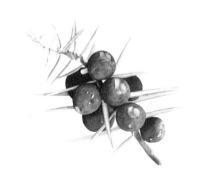

孕婦幼兒

01 妊娠紋

（1）撫平紋路純露液 200ml

· 矢車菊純露⋯100ml

· 永久花純露⋯50ml

· 檀香純露⋯49ml

· 熊果素萃取液⋯1ml

| 建議用法 |

外用／濕敷

| 製作方法 |

將純露秤量好加入熊果素萃取液均勻攪拌後，裝入已消毒容器內即可。

| 使用方法 |

每日 1-2 次濕敷於妊娠紋處，若合併有搔癢狀況可將檀香純露換為德國洋甘菊純露調和使用。

| 小氣亭 |

熊果素具有抑制黑色素生成的效果。因為能抑制酪氨酸酶的活性，進而阻礙黑色素的形成，對淡化色素沉著有良好功效。（酪氨酸酶是黑色素合成的關鍵酶）

（2）預防妊娠紋純露液 200ml

· 椴樹花純露⋯50ml

· 天竺葵純露⋯50ml

· 乳香純露⋯100ml

| 建議用法 |

外用／濕敷

| 製作方法 |

將純露秤量好均勻攪拌後，裝入已消毒容器內即可。

| 使用方法 |

每日 1-2 次濕敷於紋路處，每次 10-15分鐘。

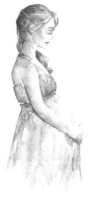

02 痔瘡

（1）消痔香氛複方純露 50ml

· 絲柏純露…20ml
· 岩玫瑰純露…10ml
· 德國洋甘菊純露…20ml

| 建議用法 |

　　外用／噴灑／坐浴

| 使用方法 |

1. 噴灑：裝入噴霧瓶中，每日數次噴灑於患處。

2. 溫水坐浴：準備一個裝有2000ml 溫熱水的臉盆，加入50ml 複方純露，坐浴前先將肛門清潔後再行坐浴，以免造成生殖泌尿道或肛門傷口的感染。

（2）消痔香氛複方純露 50ml

· 杜松純露…20ml
· 茶樹純露…10ml
· 椴樹花純露…20ml

| 建議用法 |

　　外用／噴灑／坐浴

| 使用方法 |

1. 噴灑：裝入噴霧瓶中，每日數次噴灑於患處。

2. 溫水坐浴：準備一個裝有2000ml 溫熱水的臉盆，加入50ml 複方純露，坐浴前先將肛門清潔後再行坐浴，以免造成生殖泌尿道或肛門傷口的感染。

（3）消痔香氛複方純露 50ml

· 金縷梅純露…30ml
· 絲柏純露…20ml

| 使用方法 |

1. 噴灑：裝入噴霧瓶中，每日數次噴灑於患處。

2. 溫水坐浴：準備一個裝有2000ml 溫熱水的臉盆，加入50ml 複方純露，坐浴前先將肛門清潔後再行坐浴，以免造成生殖泌尿道或肛門傷口的感染。坐浴時間約在 10-15 分鐘即可。

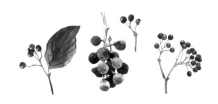

03 水腫

（1）消水腫純露飲 30ml

· 絲柏純露…5ml

· 羅馬洋甘菊純露…5ml

· 椴樹花純露…20ml

| 建議用法 |

　內服

| 使用方法 |

　將純露加入 1000ml 的水或飲品中，一天至少喝 2 次。

| 備註 |

　飲用的純露必須是天然有機認證的純露才能飲用。

| 小氛亭 |

　絲柏純露對於靜脈與淋巴系統有極佳的疏通效果，對於處理靜脈曲張，痔瘡有極大功效。因

其收斂血管功能，歐洲有些廠商使用絲柏純露做為咳嗽糖漿的主要成分。

（2）促進代謝純露飲 30ml

· 杜松純露…10ml

· 胡蘿蔔籽純露…15ml

· 薄荷純露…5ml

| 建議用法 |

　內服

| 使用方法 |

　將純露加入 1000ml 的水或飲品中，一天至少喝 2 次。

| 備註 |

　飲用的純露必須是天然有機認證的純露才能飲用。

| 小氛亭 |

　純露芳療對於身體疾病的治療方向為輔助治療與症狀前期的保養，若體質容易循環不良而造成身體上的一些症狀，在平時症狀尚未嚴重發生時，給予輔助，若已嚴重仍需就醫，在醫師用藥同時若要使用芳療輔助，需諮詢

專業芳療師適當使用。睡前 2 小時勿飲用，避免隔天容易有水腫現象。

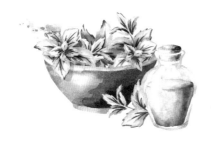

04 嬰幼兒尿布疹

（1）消紅腫噴霧 50ml

· 羅馬洋甘菊純露…30ml

· 橙花純露…10ml

· 薰衣草純露…10ml

| 建議用法 |

外用／噴灑／濕敷

| 使用方法 |

將純露秤量好後裝入已消毒容器內即可。每日噴灑 2-3 次於寶寶臀部，若已有發紅狀況可在每日睡前濕敷 10 分鐘。

（2）消炎護臀噴霧 50ml

· 天竺葵純露…10ml

· 羅馬洋甘菊純露…40ml

| 建議用法 |

外用／噴灑／濕敷

| 使用方法 |

將純露秤量好後裝入已消毒容器內即可。每日噴灑 2-3 次於寶寶臀部，若已有發紅狀況可在每日睡前濕敷 10 分鐘。濕敷完即可包尿布。

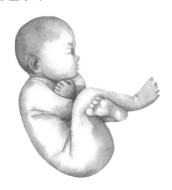

05 嬰幼兒濕疹、皮膚過敏

（1）舒敏噴霧 50ml

· 香蜂草純露…20ml

· 金盞花純露…20ml

· 椴樹花純露…10ml

| 建議用法 |

外用／噴灑／濕敷

| 使用方法 |

將純露秤量好後裝入已消毒容器內即可。若是已在發紅搔癢狀況，可直接濕敷於患處 1 日 3 次，每次約 10 分鐘。

（2）抗敏噴霧 50ml

· 羅馬洋甘菊純露…30ml

· 橙花純露…10ml

· 真正薰衣草純露…10ml

| 建議用法 |

外用／噴灑／濕敷

| 使用方法 |

將純露秤量好後裝入已消毒容器內即可。若是已在發紅搔癢狀況，可直接濕敷於患處 1 日 3 次，每次約 10 分鐘。

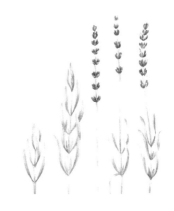

06 異位性皮膚炎

（1）舒緩皮膚搔癢噴霧 50ml

· 羅馬洋甘菊純露…30ml

· 金縷梅純露…15ml

· 金盞花純露…5ml

| 建議用法 |

外用／噴灑／濕敷

| 使用方法 |

將純露秤量好後裝入已消毒容器內即可。若是已在發紅搔癢狀況，可直接濕敷於患處 1 日 3 次，每次約 10 分鐘。在睡前噴灑於床單及被單，枕頭處，加強

防菌。

（2）鎮定皮膚噴霧 50ml

- 椴樹花純露…20ml
- 胡椒薄荷純露…10ml
- 沈香醇百里香純露…20ml

| 建議用法 |

外用／噴灑／濕敷

| 使用方法 |

將純露秤量好後裝入已消毒容器內即可。若是已在發紅搔癢狀況可直接濕敷於患處 1 日 3 次，每次約 10 分鐘，在睡前噴灑於床單及被單、枕頭處，加強防菌。

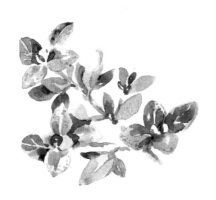

07 提振食慾

（1）提振食慾純露飲 20ml

- 黑醋栗純露…10ml
- 檸檬純露…10ml

| 建議用法 |

將純露加入 1000ml 的水或飲品中，一天分成 1～2 次喝完即可。

| 使用方法 |

純露的飲用療程必須持續 30 天後停止 1 週，兩種配方輪替使用。

| 備註 |

飲用的純露必須是天然有機認證的純露才能飲用。

| 小氛享 |

此配方也可使用在菜餚上，可將黑醋栗純露或檸檬純露直接噴灑於煮好的菜餚上增添風味，更可提振食慾。

（2）提振食慾純露飲 20ml

- 乳香純露…10ml

檸檬純露…10ml

建議用法

將純露加入 1000ml 的水或飲品中，一天分成 1～2 次喝完即可。

使用方法

純露的飲用療程必須持續 30 天後停止 1 週，兩種配方輪替使用。

備註

飲用的純露必須是天然有機認證的純露才能飲用。

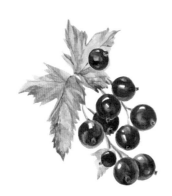

08 防蚊

（1）防蚊液 100ml

茶樹純露…50ml

薄荷純露…50ml

迷迭香精油…15 滴

茶樹精油…15 滴

胡椒薄荷精油…20 滴

建議用法

外用／噴灑／塗抹

小叮嚀

自製天然的防蚊液必須 20 分鐘左右補噴一次，使用前須搖一搖。但是，全天然的成分，非常適合兒童使用。

（2）防蚊乳液 100ml

茶樹純露…78.5ml

甜杏仁油…20ml

迷迭香精油…8 滴

胡椒薄荷精油…5 滴

香茅精油…6 滴

尤加利精油…6 滴

天然乳化劑粉…1.5 克

| 建議用法 |

　外用／塗抹

| 製作方法 |

1. 將乳化劑粉加入甜杏仁油中攪拌溶解。

2. 其餘材料秤量好後滴入所需精油，加入步驟 1 攪拌均勻至乳狀即可使用。

| 備註 |

　0-4 歲及有蠶豆症兒童請避免使用尤加利精油。敏感性肌膚需先做肌膚測試，使用於手臂內側 3 分鐘後無紅腫癢反應即可使用。

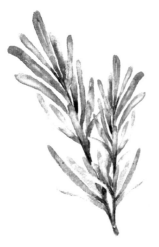

09 預防抽筋

（1）促進循環純露配方　30ml

・絲柏純露…10ml

・杜松純露…10ml

・胡椒薄荷純露…10ml

| 建議用法 1 |

　添加於 5 公升溫熱水內或將 30ml 純露直接倒入一般浴缸內泡澡 10-15 分鐘

| 製作方法 2 |

　將雙腳浸泡於溫熱水中約 10-15 分鐘即可擦乾。

| 小氛享 |

　懷孕期間的抽筋問題，多數為體重增加導致小腿肌肉負擔加重，使得小腿肚和腳部肌肉發生疼痛性收縮抽筋，或是孕期的子宮重量影響血液循環，使小腿肌肉出現抽筋反應。再者亦或缺鈣，寶寶需要母體大量的鈣質，孕婦若鈣質補充不足，易造成血鈣濃度過低，引起神經傳導失

常，導致抽筋現像。因此需要先了解清楚抽筋的原因為何，對症處理才有幫助。泡腳是很好的方式，幫助血液循環，尤其對懷孕期間的孕婦。多數的精油都不適合孕婦使用，選擇純露是另一種可舒緩孕期不適的方式。

（2）促進循環純露飲 30ml

· 馬鬱蘭純露…15ml

· 薰衣草純露…15ml

| 純議用法 |

內服

| 製作方法 |

添加於 1 公升的飲用水於一天內飲用完。

| 備註 |

飲用的純露必須是天然有機認證的純露才能飲用。

| 小氣字 |

在懷孕期間除了容易有抽筋現象外，下半身水腫是另一個問題困擾懷孕中的媽媽，除了平日

經常泡腳或泡澡外，馬鬱蘭純露是孕期很好的選擇，飲用它也有防止抽筋的效果、協同薰衣草純露平緩與放鬆，能夠舒緩孕期一些精神上的壓力與情緒的調理。

10 腸病毒

（1）提振免疫力純露飲 20ml

· 檸檬純露…10ml

· 羅馬洋甘菊純露…10ml

| 純議用法 |

內服

| 製作方法 |

將純露加入 1000ml 的水或飲品中，於當天喝完。

| 備註 |

飲用的純露必須是天然有機認證的純露才能飲用。

| 小氣字 |

檸檬與羅馬洋甘菊都屬於溫和型的純露品項，很適合在平時給小朋友添加在飲用水中飲用，

味道也討喜。尤其羅馬洋甘菊純露有著抗菌、抗病毒功能、也是兒童適用的純露品項之一，除了在感染期使用外也可做為平日預防及提振免疫系統保養之用；檸檬純露則能提供更好的香氣與口感，讓整杯的飲用水喝起來更甜美。

（2）提振免疫力純露飲 20㎖

· 接骨木花純露…10ml

· 蘇格蘭松純露…5ml

· 檀香純露…5ml

| 建議用法 |

內服

| 製作方法 |

將純露加入 1000ml 的水或飲品中，於當天喝完。

| 備註 |

飲用的純露必須是天然有機認證的純露才能飲用。

| 小氛亭 |

接骨木花在歐洲是很常見的花草茶之一，被廣泛使用於預防感冒或是在已經感冒時期舒緩症狀之用；而蘇格蘭松純露屬於調節型純露，對於提振免疫系統功能效果極佳；檀香純露在這個配方中除了協同另 2 種純露作為提升彼此功效之外，檀香純露對於免疫系統的滋養也有不錯功能。

（3）抵抗細菌純露噴霧 30㎖

· 沈香醇百里香純露…10ml

· 茶樹純露…20ml

| 建議用法 |

噴灑消毒環境和器具

| 小氛亭 |

茶樹是知名的抗菌型植物，它的強項就是抗菌與抵抗病毒，但茶樹純露並不太適合作為100%直接噴灑在皮膚上，會有刺痛的感覺，最好是稀釋使用。茶樹大多做為環境的消毒或空氣抗菌使用，不作為一般肌膚保養使用；沈香醇百里香純露則較為溫和型抗菌與抗病毒型選項，刺激感較低，相對也可用於皮膚的

感染問題。

⑪ 預防感冒

（1）自製感冒糖漿　15㎖

· 接骨木花純露…12ml

· 蜂蜜…3ml

| 建議用法 |

　　內服

| 使用方法 |

　　7 歲以上，1 日 3 次，1 次
5ml，也可以加入溫水中飲用。
可在感冒前期緩和感冒癥狀。一
次療程以 7 日為限。

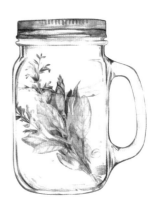

大人困擾

01 清新口氣

（1）口氣芳香隨身瓶 30ml

- 薄荷純露…15ml
- 金縷梅純露…15ml

| 建議用法 |

外用／口服

| 製作方法 |

將純露秤量後，裝入已消毒的噴瓶。

| 使用方法 |

噴灑於口腔內。

| 備註 |

選用天然有機認證的純露。

（2）口氣芳香隨身瓶 30ml

- 檸檬純露…20ml
- 羅馬洋甘菊純露…10ml

| 建議用法 |

外用／口服

| 製作方法 |

將純露秤量後，裝入已消毒的噴瓶。

| 使用方法 |

噴灑於口腔內，天然的純露吞下是安全的。

| 備註 |

選用天然有機認證的純露。

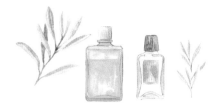

02 口腔保健

（1）清涼殺菌漱口水 100ml

- 茶樹純露…20ml
- 薄荷純露…30ml
- 純淨水…50ml

| 建議用法 |

外用／漱口

| 製作方法 |

將純露秤量後加入純淨水稀釋，做成漱口水使用，也可不稀釋 100％使用純露。

| 使用方法 |

清潔完牙齒後，用此配方漱口。建議一天早晚使用各 1 次。

（2）清涼消炎漱口水 100ml

· 金縷梅純露…10ml
· 羅馬洋甘菊純露…20ml
· 薄荷純露…20ml
· 純淨水…50ml

| 建議用法 |

外用／漱口

| 製作方法 |

將純露秤量後加入純淨水稀釋，做成漱口水使用，也可不稀釋 100％使用純露。

| 使用方法 |

清潔完牙齒後，用此配方漱口。建議一天早晚使用各 1 次。

（3）清涼消腫漱口水 100ml

· 永久花純露…25ml
· 薄荷純露…10ml
· 鼠尾草純露…15ml
· 純淨水…50ml

| 建議用法 |

外用／漱口

| 製作方法 |

將純露秤量後加入純淨水稀釋，做成漱口水使用，也可不稀釋 100％使用純露。

| 使用方法 |

清潔完牙齒後，用此配方漱口。建議一天早晚使用各 1 次。

| 小叮嚀 |

以上三種配方對於牙齦發炎、腫脹、牙痛或牙周的相關口腔保健很有不錯的幫助，有別於市售的漱口水刺激感較重。稀釋後兒童適用。

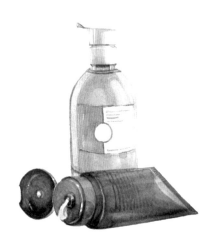

03 刮鬍用香氛

（1）鎖定香氛鬍後水　100ml

- 薰衣草純露…30ml
- 胡蘿蔔籽純露…60ml
- 薄荷純露…10ml

| 建議用法 |

　　外用／濕敷／噴灑

| 製作方法 |

　　將所有材料秤量好後裝入已消毒空瓶中，搖晃均勻即可。

| 使用方法 |

　　在每天刮鬍子後輕拍於臉上，若有刮傷處可濕敷於傷口處。

（2）皮膚舒緩香氛鬍後水 100ml

- 胡蘿蔔籽純露…50ml
- 椴樹花純露…25ml
- 絲柏純露…25ml

| 建議用法 |

　　外用／濕敷／噴灑

| 製作方法 |

　　將所有材料秤量好後裝入已消毒空瓶中，搖晃均勻即可。

| 使用方法 |

　　每天刮鬍子後輕拍於臉上，若有刮傷處可濕敷於傷口。

（3）皮膚收斂鬍後水 100ml

- 金縷梅純露…50ml
- 薄荷純露…50ml

| 建議用法 |

　　外用／濕敷／噴灑

| 製作方法 |

　　將所有材料秤量好後裝入已消毒空瓶中，搖晃均勻即可。

| 使用方法 |

　　每天刮鬍子後輕拍於臉上，若有刮傷處可濕敷於傷口。

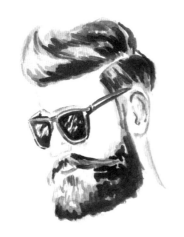

04 香港腳／腳臭

（1）消臭抗菌噴霧 50ml

· 茶樹純露…30ml
· 金縷梅純露…10ml
· 德國洋甘菊純露…10ml
· 岩玫瑰精油…10 滴
· 茶樹精油…20 滴
· 真正薰衣草精油…10 滴

| 建議用法 |

　　外用／噴灑

| 製作方法 |

　　將所有材料秤量好後裝入已消毒空瓶中，搖晃均勻即可。

| 使用方法 |

　　每日噴灑於清洗後的雙腳上及鞋內，若有香港腳問題，療程前須先將鞋子清洗乾淨後再開始療程，在穿襪子前也需噴灑於腳上及鞋內。

（2）消臭抗菌加強版噴霧 50ml

· 百里香純露…30ml
· 鼠尾草純露…10ml
· 椴樹花純露…10ml
· 檸檬尤加利精油…10 滴
· 沈香醇百里香精油…10 滴
· 山雞椒精油…10 滴
· 萬壽菊精油…10 滴

| 建議用法 |

　　外用／噴灑

| 製作方法 |

　　將所有材料秤量好後裝入已消毒空瓶中，搖晃均勻即可。

| 使用方法 |

　　每日噴灑於清洗後的雙腳上及鞋內，若有香港腳問題，療程前須先將鞋子清洗乾淨後再開始療程，在穿襪子前也需噴灑於腳上及鞋內，使用前需均勻搖晃。

05 宿醉

（1）解酒香氛純露飲　30㎖

- 杜松純露…10ml
- 絲柏純露…10ml
- 檸檬馬鞭草純露…10ml

| 建議用法 |

　　內服

| 使用方法 |

　　將純露加入 1000ml 的水或飲品中，一天分成 1～2 次喝完即可。

| 備註 |

　　飲用的純露必須是天然有機認證的純露才能飲用。

（2）解酒香氛純露飲　30㎖

- 杜松純露…10ml
- 胡蘿蔔籽純露…10ml
- 檸檬純露…10ml

| 建議用法 |

　　內服

| 使用方法 |

　　將純露加入 1000ml 的水或飲品中，一天分成 1～2 次喝完即可。

| 備註 |

　　飲用的純露必須是天然有機

認證的純露才能飲用。

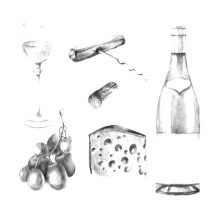

06 感冒

（1）提升免疫力純露飲 20㎖

・羅馬洋甘菊純露…10ml

・鼠尾草純露…5ml

・薰衣草純露…5ml

｜建議用法｜

　　將純露加入 1000ml 的溫熱水中，一天分成 2～3 次喝完。

｜使用方法｜

　　在感冒初期使用，可持續喝到身體恢復健康，兩種配方可以輪替使用。

｜備註｜

　　飲用的純露必須是天然有機認證的純露才能飲用。

（2）提升免疫力純露飲 20㎖

・絲柏純露…10ml

・羅馬洋甘菊純露…5ml

・百里香純露…5ml

｜建議用法｜

　　將純露加入 1000ml 的溫熱水中，一天分成 2～3 次喝完。

｜使用方法｜

　　在感冒初期使用，可持續喝到身體恢復健康，兩種配方可以輪替使用。

｜備註｜

　　飲用的純露必須是天然有機認證的純露才能飲用。

｜小氣亭｜

　　植物純露對於感冒的前期症狀有很不錯的改善感受，在飲用 1-2 杯後都能很直接的感覺減緩喉嚨痛、減少痰液，減緩咳嗽，加上複方精油塗抹效果會更佳。

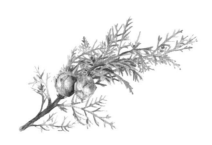

07 鼻塞

（1）鼻塞香氛噴霧 30㎖

· 迷迭香純露…15ml

· 永久花純露…15ml

· 澳洲尤加利精油…3 滴

| 建議用法 |

· 　外用／噴灑

| 製作方法 |

　　將純露秤量好滴入精油，倒入已消毒的噴霧容器。

| 使用方法 |

　　在需要時噴灑鼻腔每天數次，或噴灑於口罩內。使用前需搖一搖。

（2）鼻塞香氛噴霧 30㎖

· 薄荷純露…15ml

· 迷迭香純露…8ml

· 鼠尾草純露…7ml

· 迷迭香精油…1 滴

· 史密斯尤加利精油…2 滴

| 建議用法 |

　　外用／噴灑

| 製作方法 |

　　將純露秤量好滴入精油，倒入已消毒的噴霧容器。

| 使用方法 |

　　在需要時噴灑鼻腔，每天數次，或噴灑於口罩內。使用前需搖一搖。

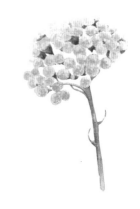

08 便祕

（1）促進消化純露飲　30ml

· 德國洋甘菊純露⋯15ml
· 胡椒薄荷純露⋯10ml
· 蜂蜜⋯5ml

| 建議用法 |

內服

| 製作方法 |

將純露加入 1000ml 的水或飲品中，一天至少喝 2 次。

| 備註 |

飲用的純露必須是天然有機認證的純露才能飲用。

| 小叮嚀 |

空腹飲用胡椒薄荷純露調和德國洋甘菊純露，可以幫助排便與幫助消化，另外早晚各擦一次便祕按摩油（見第 207 頁）效果更佳。手掌在腹部以畫圓圈的方式慢慢按摩，增加腸胃蠕動。在我周遭有便秘問題的人不少，女性占大多數，多數是因為喝水量與蔬果攝取不足，甚至是缺乏運動，身體的新陳代謝緩慢。有些 3 天排一次便，有的甚至 1 個星期才排一次便，這樣的情況都會影響身體機能，尤其是皮膚狀態會有氣色不佳或蠟黃的可能，甚至會有口臭⋯⋯等相關問題。習慣性便祕也與壓力有關，因此需要適時紓壓或規律運動來改善狀況。根據我的觀察，很多人不愛喝白開水，添加純露是很好的方式 ，喝有天然香氛的水來增加喝水量，更容易達成目標。

（2）促進消化純露飲　30ml

·· 香蜂草純露⋯15ml
· 橙花純露⋯15ml

| 建議用法 |

內服

| 製作方法 |

將純露加入 1000ml 的水或飲品中，一天至少喝 2 次。

| 備註 |

　飲用的純露必須是天然有機認證的純露才能飲用。

| 小氛享 |

　較少人知道橙花純露可以促進消化，只知道它對皮膚或精神安撫有強大功能，這美麗氣味甜美的小白花調配香蜂草純露對於鎮定安撫促進腸胃道消化功能表現不差，氣味也讓人容易接受，是飯後可選擇使用的純露配方之一。

 09　腸胃不適

（1）調整腸道機能純露飲　30ml

* 月桂純露…15ml
* 西洋蓍草純露…15ml

| 建議用法 |

　內服

| 製作方法 |

　將純露加入 1000ml 的水或飲品中，一天至少喝 2 次。

| 備註 |

　飲用的純露必須是天然有機認證的純露才能飲用。

| 小氛享 |

　月桂與西洋蓍草純露在芳療專業書籍中是有名的幫助消化系統純露品項，如果希望達到調整腸道機能，可以與助消化純露配方交替使用，每種配方飲用 3 週後更換另一種配方，持續 3 個月後停止 1 個月，再進行下一個療程。

（2）調整腸道機能純露飲　30ml

* 肉桂葉純露…15ml
* 胡椒薄荷純露…15ml

| 建議用法 |

　內服

| 製作方法 |

　將純露加入 1000ml 的水或飲品中，一天至少喝 2 次。

| 備註 |

　飲用的純露必須是天然有機認證的純露才能飲用。

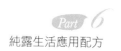

| 小氣亭 |

肉桂葉純露調和胡椒薄荷純露可與（1）輪流使用，也可在餐後飲用幫助消化，如果不愛肉桂葉氣味的人可更換為西洋蓍草純露作為調和搭配飲用。

效，也可嘗試在餐後喝上一杯，對於大餐後是個不錯的幫助消化與整腸茶飲。

脹氣

（1）排解脹氣純露飲 30ml

· 胡椒薄荷純露…15ml
· 月桂純露…15ml

| 建議用法 |

內服

| 製作方法 |

將純露加入 1000ml 的水或飲品中，一天至少喝 2 次。

| 備註 |

飲用的純露必須是天然有機認證的純露才能飲用。

| 小氣亭 |

月桂純露調和胡椒薄荷純露對於整腸與消除脹氣有不錯的功

女人私密

01 白色念珠菌／黴菌感染

（1）抗菌香氛噴霧 50ml

· 茶樹純露…5ml

· 百里酚百里香純露…5ml

· 岩玫瑰純露…40ml

|建議用法|

外用／噴灑

|製作方法|

將純露秤量好倒入已消毒的噴霧容器。

|使用方法|

一天 2 次起床及沐浴後噴灑於私密處。

（2）止癢消炎香氛噴霧 50ml

· 金縷梅純露…30ml

· 德國洋甘菊純露…10ml

· 鼠尾草純露…10ml

|建議用法|

外用／噴灑

|製作方法|

將純露秤量好倒入已消毒的噴霧容器。

|使用方法|

一天 2 次起床及沐浴後噴灑於私密處。

|小叮嚀|

這兩個配方用在平日私密處保養也很棒，可防止不好的氣味及細菌滋生。私密處感染的問題大多發生在女性生理期前，因為此時身體的抵抗力最弱，最容易被細菌感染，在平時飲用一些純露幫助身體的免疫機制，提升抵抗力也是不錯的方式。

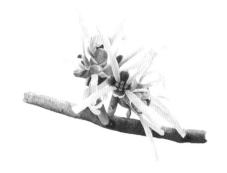

⓿ 更年期（熱潮紅、睡眠障礙、燥熱）

（1）調整內分泌純露飲 20ml

· 鼠尾草純露…10ml

· 依蘭純露…5ml

· 絲柏純露…5ml

| 建議用法 |

　　將純露加入 1000ml 的水或飲品中分次喝完，每日至少飲用 1-2 次，睡前 2 小時勿飲用以免半夜起床上廁所中斷睡眠。

| 使用方法 |

　　純露的飲用療程必須持續 30 天後停止 1 週，兩種配方輪替使用。

| 備註 |

　　飲用的純露必須是天然有機認證的純露才能飲用。

（2）調整內分泌純露飲 20ml

· 天竺葵純露…5ml

· 橙花純露…5ml

· 椴樹花純露…10ml

| 建議用法 |

　　將純露加入 1000ml 的水或飲品中分次喝完，每日至少飲用 1-2 次，睡前 2 小時勿飲用以免半夜起床上廁所中斷睡眠。

| 使用方法 |

　　純露的飲用療程必須持續 30 天後停止 1 週，兩種配方輪替使用。

| 備註 |

　　飲用的純露必須是天然有機認證的純露才能飲用。

| 小氣宇 |

　　這種配方可改善熱潮紅、睡眠障礙、燥熱……等症狀，純露芳香療法需要長時間使用調整體質，需保持耐心，搭配複方精油塗膚使用更佳。

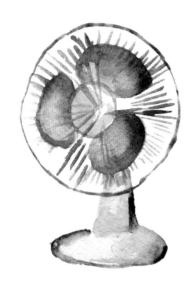

03 私密部位防護

|推薦單方|

- 金縷梅純露
- 茶樹純露
- 椴樹花純露

（1）女性私密防護噴霧 50ml

- 茶樹純露…5ml
- 鼠尾草純露…5ml
- 德國洋甘菊純露…40ml
- 茶樹精油…1 滴
- 百里酚百里香精油…1 滴

- 芳樟精油…1 滴

|建議用法|

外用／噴灑／噴瓶

|製作方法|

將純露調和後，倒入已消毒的容器內即可。

|使用方法|

建議於早午晚各噴灑一次於私密部位，使用 2 週後更換另一種配方，2 種配方輪流使用，可減少私密處有不好氣味產生與減少細菌感染的機會。（使用前請搖一搖）

（2）女性私密防護噴霧 50ml

- 金縷梅純露…40ml
- 百里酚百里香純露…5ml
- 椴樹花純露…5ml
- 沒藥精油…1 滴
- 綠花白千層精油…1 滴
- 羅馬洋甘菊精油…1 滴

|建議用法|

外用／噴灑／噴瓶

| 製作方法 |

　　將純露調和後，倒入已消毒的容器內即可。

| 使用方法 |

　　建議於早午晚各噴灑一次於私密部位，使用 2 週後更換另一種配方，2 種配方輪流使用，可減少私密處有不好氣味產生與減少細菌感染的機會。（使用前請搖一搖）

04 經前症候群

內服

（1）消除 PMS 純露飲　30ml

· 玫瑰純露…15ml

· 真正薰衣草純露…10ml

· 杜松純露…5ml

| 建議用法 |

　　內服

| 使用方法 |

　　在經期前 1 至 2 週，將純露加入 1000ml 的水或飲品中，1天分 2 次喝完，持續到月經來臨停止。

| 備註 |

　　飲用的純露必須是天然有機認證的純露才能飲用。

（2）消除 PMS 純露飲　30ml

· 岩玫瑰純露…10ml

· 西洋蓍草純露…10ml

· 聖約翰草純露…10ml

| 建議用法 |

　　內服

| 使用方法 |

　　在經期前 1 至 2 週，將純露加入 1000ml 的水或飲品中，1天分 2 次喝完，持續到月經來臨停止。

| 備註 |

　　飲用的純露必須是天然有機認證的純露才能飲用。

| 小氣室 |

　　經前症候群大多出現在月經前 1-2 週，多數的症狀為乳房脹痛，情緒莫名的低落或暴躁，疲

倦，水腫或有些人會有腹瀉的狀況及皮膚乾燥，如果能知道自己月經的週期，在感覺到自己身體或情緒有些變化，就能立即知道應該是自己的生理期快到了，這時可飲用一些純露調整身體因荷爾蒙而產生的身心變化，是不錯的選擇，如果能加上「經前症候舒緩香氛油」效果更佳。

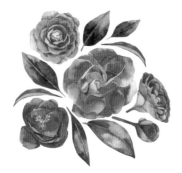

外用

（1）經前症狀舒緩香氛油 30ml

· 聖約翰草浸泡油 30ml

· 佛手柑精油…10 滴

· 苦橙葉精油…5 滴

· 玫瑰天竺葵精油…5 滴

· 芳樟精油…10 滴

│ 建議用法 │

外用／塗抹

│ 製作方法 │

精油滴入基底油均勻搖晃即可。

│ 使用方法 │

在經期前一週數次塗抹於手臂內側，胸口，脖子，可舒緩經前的身心問題，於每日沐浴前塗抹全身後進行泡澡 10 分鐘效果更佳。月經期間可換使用經痛香氛油。

（2）經前症狀舒緩香氛油 30ml

· 黑種草籽油 30ml

· 檸檬精油…11 滴

· 馬鬱蘭精油…7 滴

· 真正薰衣草精油…4 滴

· 檀香精油…8 滴

│ 建議用法 │

外用／塗抹

│ 製作方法 │

精油滴入基底油均勻搖晃即可。

| 使用方法 |

　　在經期前一週數次塗抹於手臂內側，胸口，脖子，可舒緩經前的身心問題，於每日沐浴前塗抹全身後進行泡澡 10 分鐘效果更佳，月經期間可換使用經痛香氛油。

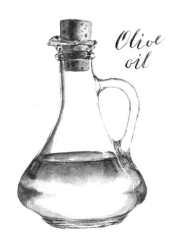

Olive oil

05 經痛

內服

（1）舒緩經痛香氛純露飲　30ml

· 鼠尾草純露…7ml

· 永久花純露…10ml

· 玫瑰純露…8ml

· 天竺葵純露…5ml

| 建議用法 |

　　內服

| 使用方法 |

　　將純露加入 1000ml 的水或飲品中，在經痛時分次喝完。兩種配方輪替使用。

| 備註 |

　　飲用的純露必須是天然有機認證的純露才能飲用

（2）舒緩經痛香氛純露飲　30ml

· 檸檬馬鞭草純露…8ml

· 杜松純露…7ml

· 玫瑰純露…5ml

· 永久花純露…10ml

| 建議用法 |

內服

| 使用方法 |

將純露加入 1000ml 的水或飲品中，在月經期間分次喝完。兩種配方輪替使用。

| 備註 |

飲用的純露必須是天然有機認證的純露才能飲用。

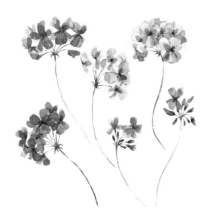

外用

（1）舒緩經痛香氛油 30ml

· 聖約翰草浸泡油 30ml

· 鼠尾草精油…20 滴

· 沈香醇百里香 10 滴

· 黑胡椒精油…10 滴

| 建議用法 |

外用／塗抹／按摩

| 製作方法 |

精油滴入基底油搖晃均勻。

| 使用方法 |

塗抹調配的複方香氛油後，再用熱毛巾熱敷於肚子上，疼痛劇烈時半小時擦一次。不建議單獨長期使用單一配方。

| 備註 |

以上 2 種配方孕婦及癲癇患者不宜。

（2）舒緩經痛香氛油 30ml

· 山金車浸泡油 30ml

· 白松香精油…10 滴

· 鼠尾草精油…20 滴

· 薑精油…10 滴

| 建議用法 |

外用／塗抹／按摩

| 製作方法 |

將精油滴入基底油中搖晃均勻即可。

| 使用方法 |

塗抹調配的複方香氛油後，再用熱毛巾熱敷於肚子上，疼痛劇烈時半小時擦一次。不建議單獨長期使用單一配方。

| 備註 |

以上 2 種配方孕婦及癲癇患者不宜。

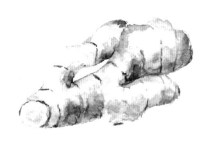

06 經期順暢

（1）調整經期香氛純露飲 30ml

· 鼠尾草純露…10ml

· 永久花純露…10ml

· 玫瑰純露…10ml

| 建議用法 |

內服

| 使用方法 |

將純露加入 1000ml 的水或飲品中，1 天分 2 次喝完。連續 30 天療程，必須停止 1 週。

| 備註 |

飲用的純露必須是天然有機認證的純露才能飲用。

| 小氛享 |

鼠尾草純露具有通經的功效，而永久花純露能幫助排除一些月經的血塊，玫瑰純露則調和些香氣同時協同其他純露相輔相成的效能。

（2）調整經期香氛純露飲 30ml

· 玫瑰純露…25ml

· 薑純露…5ml

| 建議用法 |

內服

| 使用方法 |

將純露加入 1000ml 的水或飲品中，1 天分 2 次喝完。連續

30 天療程，必須停止 1 週。以上兩個配方可以輪流使用。

| 備註 |

飲用的純露必須是天然有機認證的純露才能飲用。

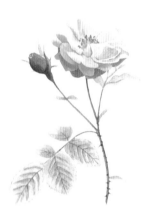

- 海藻酸鈉 2 克

| 建議用法 |

外用／塗抹

| 製作方法 |

1. 將純露秤量調和後加入海藻酸鈉攪拌
2. 將步驟 1 滴入精油，攪拌均勻，裝入已消毒的壓瓶。

| 使用方法 |

塗抹於四肢，手掌，胸口及脖子，輕輕按摩吸收。

| 備註 |

孕婦及兒童請勿使用。

07 充滿元氣

（1）好心情凝露 50ml

- 檸檬純露…30ml
- 薰衣草純露…18ml
- 苦橙葉精油…8 滴
- 佛手柑精油…4 滴
- 快樂鼠尾草精油…3 滴
- 依蘭精油…5 滴

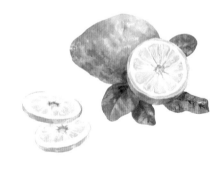

（2）好元氣凝露 50ml

- 岩玫瑰純露…30ml
- 玫瑰純露…17ml
- 柚子精油…5 滴
- 甜茴香精油…5 滴
- 芳樟精油…4 滴
- 真正薰衣草精油…6 滴
- 凝膠形成劑 3 克

| 建議用法 |

　　外用／塗抹

| 製作方法 |

1. 將純露秤量調和後加入凝膠形成劑攪拌至凝膠狀。

2. 將步驟 1 滴入精油，攪拌均勻，裝入已消毒的壓瓶。

| 使用方法 |

　　塗抹於四肢，手掌，胸口及脖子，輕輕按摩吸收。

| 備註 |

　　孕婦及兒童請勿使用。

08 燒燙傷

燒燙傷調養油 30ml

- 胡蘿蔔籽浸泡油…7.5 ml
- 杏桃核仁油…22.5 ml
- 真正薰衣草精油…10 滴
- 茶樹精油…5 滴

| 建議用法 |

　　外用／塗抹

| 製作方法 |

　　將所有材料秤量後滴入所需精油，裝入已消毒的容器。

| 使用方法 |

　　用棉花棒取適量，塗抹薄薄一層於患處，適用於燒燙傷後的疤痕與色素沉著問題。

附錄 1：適合五大肌膚的基底油速查表

基底油 ＼ 肌膚類型	乾性肌膚	油性肌膚	敏感性肌膚	中性肌膚	混合性肌膚	熟齡加強	著名功效
01. Almond oil 甜杏仁油		●	●		●		溫和No.1
02. Avocado oil 酪梨油	●						滋養No.1
03. Argan oil 摩洛哥堅果油	●	●	●	●	●		頭髮按摩No.1
04. Arnica infused oil 山金車浸泡油	●	●	●	●	●		舒緩痠痛No.1
05. Apricot kernel oil 杏桃核仁油	●	●	●	●	●		去角質No.1
06. Black cumin seed oil 黑種草籽油				●			改善經痛No.1
07. Borage oil 琉璃苣油		●		●	●		經前保養No.1
08. Carrot infused oil 胡蘿蔔浸泡油	●	●	●	●	●	●	消除脖紋No.1
09. Calendula infused oil 金盞花浸泡油	●	●	●	●	●		抗敏No.1
10. Coconut oil 椰子油	●	●	●	●	●		潤唇No.1
11. Camellia oil 山茶花籽油	●	●	●	●	●		淡斑No.1
12. Cocoa Butter 可可脂	●	●	●	●	●		護手No.1
13. Corn oil 玉米胚芽油	●	●	●	●	●		抗皺No.2
14. Evening primrose oil 月見草油	●		●				更年期No.1

基底油 \\ 肌膚類型	乾性肌膚	油性肌膚	敏感性肌膚	中性肌膚	混合性肌膚	熟齡加強	著名功效
15. Grape seed oil 葡萄籽油		●		●	●		抗痘No.1
16. Hazelnut oil 榛果油		●			●		曬後護理 No.1
17. Hemp seed oil 大麻籽油	●	●	●	●	●		抗龜裂 No.1
18. Hydrocotyle infused oil 雷公根浸泡油	●	●	●	●	●		回春No.1
19. Inca inchi oil 印加果油	●	●	●	●	●		深層保濕 No.1
20. Jojoba oil 荷荷芭油	●	●	●	●	●		親膚性 No.1
21. Macadamia oil 澳洲堅果油	●	●	●	●	●	●	抗老 No.1
22. Moringa oil 辣木油	●	●	●	●	●		防曬No.1
23. Neem oil 印度楝樹油	●	●	●	●	●		抗蚊蟲 No.1
24. Olive oil (Extra Virgin) 橄欖油（特級初榨）	●	●	●	●	●		卸妝No.1
25. Pumpkin seed oil 南瓜籽油	●	●	●	●	●		男性補鋅 No.1
26. Rosehip oil 玫瑰果油	●					●	抗皺No.1
27. Rice bran oil 米糠油	●	●	●	●	●		降膽固醇 No.1
28. St. John's wort infused oil 聖約翰草浸泡油	●	●	●	●	●		抗憂鬱 No.1
29. Sesame oil 芝麻油	●		●			●	淡化痘疤 No.1

基底油 \ 肌膚類型	乾性肌膚	油性肌膚	敏感性肌膚	中性肌膚	混合性肌膚	熟齡加強	著名功效
30. Sunflower oil 向日葵油	●	●	●	●	●		除粉刺 No.1
31. Sea buckthorn oil 沙棘油	●	●	●	●	●		修護 No.1
32. Shea butter 雪亞脂	●	●	●	●	●		滋潤度 No.1
33. Safflower seed oil 紅花籽油	●	●	●	●	●		減肥 No.1
34. Tamanu oil 瓊崖海棠油			●	●			抗鬆垮 No.1
35. Wheat germ oil 小麥胚芽油	●	●	●	●	●		除妊娠紋 No.1
36. Walnut oil 核桃油	●	●	●	●	●		緊緻 No.1

附錄 2：適合七大肌膚的純露速查表

●：適用　　✕：通常不使用於臉部肌膚

純露 ＼ 肌膚類型	乾性肌膚	油性肌膚	敏感性肌膚	中性肌膚	混合性肌膚	痘痘肌膚	熟齡肌膚
01. Balsam fir 冷杉		●		●	●		
02. Bay leaf 月桂葉		●		●	●		
03. Basil 羅勒	✕	✕	✕	✕	✕	✕	✕
04. Cornflower 矢車菊	●						●
05. Cassis / Blackcurrant 黑醋栗	✕	✕	✕	✕	✕	✕	✕
06. Cedarwood / Atlas cedar 大西洋雪松		●		●			
07. Cypress 絲柏		●			●		
08. Calendula 金盞花	●	●	●	●	●		
09. Cinnamon leaf 肉桂葉	✕	✕	✕	✕	✕	✕	✕
10. Elder flower 接骨木花	✕	✕	✕	✕	✕	✕	✕
11. Frankincense 乳香	●	●	●	●	●		●
12. Goldenrod 一枝黃花		●		●	●	●	
13. Geranium 天竺葵	●	●	●	●	●		●
14. German chamomile 德國洋甘菊	●	●	●	●	●		

純露 ＼ 肌膚類型	乾性肌膚	油性肌膚	敏感性肌膚	中性肌膚	混合性肌膚	痘痘肌膚	熟齡肌膚
15. Greenland moss 格陵蘭苔	✕	✕	✕	✕	✕	✕	✕
16. Honeysuckle 金銀花（忍冬）		●				●	
17. Immortelle 義大利永久花	●	●	●	●	●	●	
18. Juniper berry 杜松漿果		●		●	●		
19. Jasmine 茉莉	●	●	●	●			
20. Lemon 檸檬		●		●	●		
21. Lavender 真正薰衣草	●	●	●	●	●	●	
22. Lemon balm / Melissa 香蜂草	●	●	●	●	●	●	
23. Linden / Lime flower 椵樹花	●		●	●			
24. Lemon verbena 檸檬馬鞭草		●		●	●		
25. Lemon Eucalyptus 檸檬尤加利	✕	✕	✕	✕	✕	✕	✕
26. Myrtle 香桃木		●		●	●	●	
27. Neroli 橙花	●	●	●	●	●		●
28. Oregano 野馬鬱蘭	✕	✕	✕	✕	✕	✕	✕
29. Peppermint 胡椒薄荷		●		●			
30. Purple coneflower 紫錐花		●	●			●	

純露 \ 肌膚類型	乾性肌膚	油性肌膚	敏感性肌膚	中性肌膚	混合性肌膚	痘痘肌膚	熟齡肌膚
31. Roman chamomile 羅馬洋甘菊	●	●		●			●
32. Rosemary verbenone 馬鞭草酮迷迭香		●		●	●		
33. Rosa 大馬士革玫瑰	●	●	●	●	●	●	●
34. Rock rose 岩玫瑰	●	●	●	●	●	●	●
35. Red cedar 紅檜		●		●	●		
36. Sage 鼠尾草		●		●			●
37. St. John's wort 聖約翰草	●	●	●	●	●	●	
38. Sandalwood 檀香	●	●	●	●	●		●
39. Scotch pine 蘇格蘭松		●		●	●		
40. Tea tree 茶樹	✕	✕	✕	✕	✕	✕	✕
41. Thyme thymol 百里酚百里香	✕	✕	✕	✕	✕	✕	✕
42. Witch hazel 金縷梅	●	●	●	●	●	●	●
43. Wild carrot seed 野生胡蘿蔔籽		●		●			
44. Ylang ylang 依蘭	●	●		●			●
45. Yarrow 西洋蓍草		●		●	●		

附錄 3：45 種純露的身心效用速查表

● 適合外用　○適合內服

純露＼效用	止痛消炎	生殖系統	抗氧化	抗菌免疫	化痰止咳	抗敏止癢	消化系統	鎮定淨化	循環系統	排毒
01. Balsam fir 冷杉	●	●			●			●		
02. Bay leaf 月桂葉	●			●			○			
03. Basil 羅勒							○	○		
04. Cornflower 矢車菊	●	●				●				
05. Cassis / Blackcurrant 黑醋栗			○		○		○	○		
06. Cedarwood / Atlas cedar 大西洋雪松	●			●		●				
07. Cypress 絲柏				○		○			○	○
08. Calendula 金盞花	●			●		●				
09. Cinnamon leaf 肉桂葉				○			○			
10. Elder flower 接骨木花				○	○			○	○	
11. Frankincense 乳香		●	●	●						
12. Goldenrod 一枝黃花	●								●	

純露 ＼ 效用	止痛消炎	生殖系統	抗氧化	抗菌免疫	化痰止咳	抗敏止癢	消化系統	鎮定淨化	循環系統	排毒
13. Geranium 天竺葵	●	○				●				
14. German chamomile 德國洋甘菊	●	●		●		●		●		
15. Greenland moss 格陵蘭苔	●							●		○
16. Honeysuckle 金銀花（忍冬）	●	●								
17. Immortelle 義大利永久花	●	○								
18. Juniper berry 杜松漿果								●	○	○
19. Jasmine 茉莉	●	●						●		
20. Lemon 檸檬			●	●						
21. Lavender 真正薰衣草	●					●		●		
22. Lemon balm / Melissa 香蜂草	●		●	○		●		○		
23. Linden / Lime flower 椴樹花	●					●		○		
24. Lemon verbena 檸檬馬鞭草	●							○		
25. Lemon Eucalyptus 檸檬尤加利	●			○	○					

純露＼效用	止痛消炎	生殖系統	抗氧化	抗菌免疫	化痰止咳	抗敏止癢	消化系統	鎮定淨化	循環系統	排毒
26. Myrtle 香桃木	●	●			○					
27. Neroli 橙花						●		●		
28. Oregano 野馬鬱蘭		●		○	●	○	○			
29. Peppermint 胡椒薄荷	●					●	○			○
30. Purple coneflower 紫錐花	●			○		●				
31. Roman chamomile 羅馬洋甘菊	●					●		●		
32. Rosemary verbenone 馬鞭草酮迷迭香	●						○	●		
33. Rosa 大馬士革玫瑰		●						●		
34. Rock rose 岩玫瑰		○		●						
35. Red cedar 紅檜	○			○	○				○	○
36. Sage 鼠尾草	○	○	●	●						○
37. St. John's wort 聖約翰草	●							●		
38. Sandalwood 檀香	●							●		
39. Scotch pine 蘇格蘭松				●	●					

效用 純露	止痛 消炎	生殖 系統	抗氧 化	抗菌 免疫	化痰 止咳	抗敏 止癢	消化 系統	鎮定 淨化	循環 系統	排毒
40. Tea tree 茶樹		●		●						
41. Thyme thymol 百里酚百里香		●		○	○					
42. Witch hazel 金縷梅	●		●		○	●				
43. Wild carrot seed 野生胡蘿蔔籽	●						○			○
44. Ylang ylang 依蘭								●		
45. Yarrow 西洋蓍草		○					○	●		○

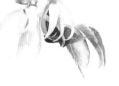

國家圖書館出版品預行編目(CIP)資料

純露芳療活用小百科：用溫和安全的純露配方，徹底改善
你的皮膚和健康！／余珊著. -- 初版. -- 新北市：大樹林，
2018.08
　面；　　公分.--（自然生活；27）
ISBN 978-986-6005-77-0（平裝）
1.芳香療法　2.香精油
418.995　　　　　　　　　　　　　　　107005951

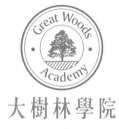

www.gwclass.com

相關課程・商品訊息請掃描

中国｜服務窗口
大树林学苑—微信

相關課程・商品訊息請掃描

自然生活 27

純露芳療活用小百科：
用溫和安全的純露配方，徹底改善你的皮膚和健康！

作　　者／余珊
總 編 輯／彭文富
執行編輯／黃懿慧
插　　畫／湘-NSJ
校　　稿／李律儀
排　　版／菩薩蠻數位文化有限公司
封面設計／葉馥儀
出版者／大樹林出版社
營業地址／23357新北市中和區中山路2段530號6樓之1
通訊地址／23586新北市中和區中正路872號6樓之2
電話／(02) 2222-7270　傳真／(02) 2222-1270
E- mail／notime.chung@msa.hinet.net
官　　網／www.gwclass.com
Facebook／www.facebook.com/bigtreebook
發行人／彭文富
劃撥帳號／18746459　戶名／大樹林出版社
總經銷／知遠文化事業有限公司
地　　址／新北市深坑區北深路3段155巷25號5樓
電話／02-2664-8800　傳真／02-2664-8801
本版印刷／2020年05月

本書Part2純露植物插畫45張：版權出自湘-NSJ

定價／420元　　　ISBN／978-986-6005-77-0

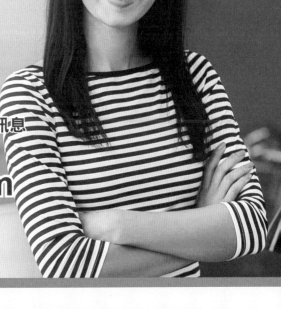

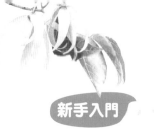

Natural Life 書系

新手入門

史上最簡單！
精油調香聖經

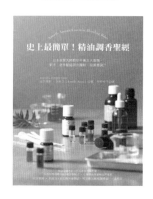

新書簡介

日本銷售第一的
芳香療法聖經

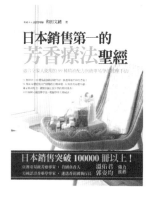

新書簡介

史上最強！
精油配方大全

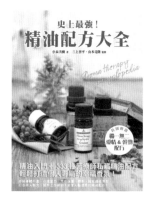

新書簡介

情緒芳療

神聖芳療卡

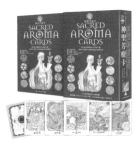

新書簡介

情緒紓壓：
英國巴赫花精療法

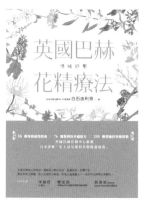

新書簡介

情緒療癒芳香療法聖經

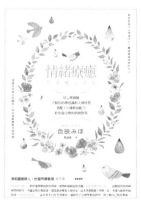

新書簡介

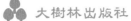 大樹林出版社

調養體質

零基礎學漢方芳療

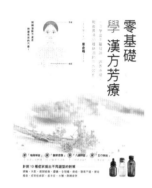

新書簡介

24 節氣·經絡芳療自癒全書

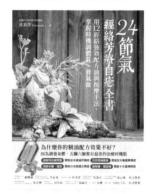

新書簡介

快速學會中醫芳療

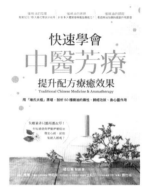

新書簡介

專業指南

破解精油

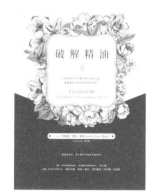

新書簡介

成功調製芳香治療處方

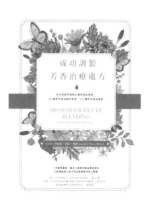

新書簡介

英國 IFA 芳香療法聖經

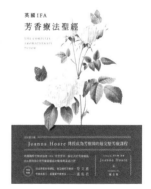

新書簡介

夏日美膚計畫

FARBE SOAP's Summer Plan

保濕 x 控油

皮膚問題 何其多？
身體的清潔也是保養的一環！
用對清潔用品，讓整個夏日
可以盡情的享受陽光。

今夏首推

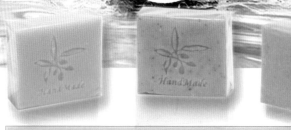

蠶絲蛋白精華皂／大堡礁深海泥皂／死海礦泥保濕皂

[蠶絲蛋白] Nt:*250*

絲蛋白水解的絲胺基酸易於
被皮膚吸收，保濕活化肌膚，
延緩老化

[死海礦泥] Nt:*220*

死海礦泥能平衡體內細胞的
礦物質及水分，去除老舊細胞

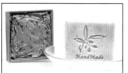

[大堡礁深海泥] Nt:*220*

排污去垢，毛孔深層清潔，促進新陳代謝

[禮盒組/3入]

特價：**750** 元

（附提袋）

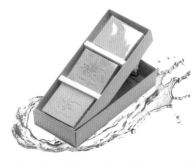

町雨企業有限公司

地址：台北市文山區福興路106-1號1樓
聯絡電話：(02)2932 0000
傳真電話：(02)2930 5789
公司網址：www.farbesoap.com

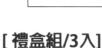

facebook
Farbesoap

Diamond Efficiency

＊不含防腐劑；無添加化學成分；天然無負擔，請安心使用！